Carl-Auer

Liebesgeschichten neu erzählen

Pat Hudson

Bill O'Hanlon

Lösungsorientierte Paartherapie

Aus dem Amerikanischen übersetzt von Christel Rech-Simon

Dritte Auflage, 2008

Satz u. Grafik: Paul Richardson
Umschlaggestaltung: Goebel/Riemer
Umschlagfoto: Simon Jentsch
Printed in the Netherlands
Druck und Bindung: Koninklijke Wöhrmann, Zutphen

Dritte Auflage, 2008
ISBN: 978-3-89670-650-8

Die Originalausgabe dieses Buches ist unter dem Titel „Rewriting Love Stories"
bei W.W. Norton & Company, New York, NY, erschienen.

Aus dem Amerikan. übers. von Christel Rech-Simon.

Bibliografische Information der Deutschen Nationalbibliothek
Die Deutsche Nationalbibliothek verzeichnet diese Publikation in der
Deutschen Nationalbibliografie; detaillierte bibliografische Daten sind im
Internet über http://dnb.d-nb.de abrufbar.

Bibliografischer Hinweis: Vorhergehende Auflagen erschienen unter den Autorennamen
Patricia O'Hanlon Hudson und William Hudson O'Hanlon.

Carl-Auer Verlag
Häusserstraße 14
69115 Heidelberg
Tel. 0 62 21-64 38 0
Fax 0 62 21-64 38 22
E-Mail: info@carl-auer.de

Inhalt

Einführung

Als wir dieses Buch schrieben, waren wir miteinander verheiratet. Inzwischen gehen wir getrennte Wege. Den Prinzipien, die wir in diesem Buch beschreiben, tut das keinen Abbruch. Wir testen sie seit mittlerweile zwanzig Jahren in der Arbeit mit Paaren, und sie haben nach wie vor Gültigkeit.

Pat ist geschäftsführende Direktorin eines privaten Beratungszentrums, des „Hudson Centers", das sie 1975 zusammen mit ihrem Vater, Dr. Lofton Hudson, gründete. Lofton war ein früher Pionier der kirchlichen Beratung (er war baptistischer Geistlicher) und hat eines der ersten Bücher über Eheberatung geschrieben (Hudson 1963). Die Arbeit von Pats Vater hatte großen Einfluß auf ihre eigene Einstellung zur Therapie; Pat kann daher von sich sagen, daß sie ein klares, ehrliches Interesse an und Wissen über Paartherapie hat. Sie hat darüber hinaus am eigenen Leibe die mangelnde Effektivität der üblichen Methoden und Praktiken der Eheberatung erlebt. Als sie in ihrer ersten Ehe ernste Schwierigkeiten hatte, suchte sie Hilfe bei prominenten Therapeuten in verschiedenen Staaten des Mittleren Westens der USA. 1983 wurde sie geschieden.

Bill fand auf persönlichen und professionellen Wegen zu diesem Buch. Privat war er sehr schüchtern und hat mehrere schreckliche Beziehungen hinter sich. Nachdem er gesehen (und erlebt) hatte, daß so viele Arten von Beziehungen nicht funktionierten, interessierte es ihn herauszufinden, was eine Beziehung erfolgreich macht. Er entwickelte ein paar einfache Ideen und fing an, sie auf seine eigene Beziehung anzuwenden. Er stellte fest, daß diese Ideen einen großen Unterschied bewirkten. Dann begann er, diese Ideen bei den Paaren anzuwenden, mit denen er in der Paartherapie arbeitete. Viele seiner Klienten erzielten gute Ergebnisse, wenn sie diesen Ideen folgten. Daher entschloß er sich, sie in Seminaren der

Öffentlichkeit zugänglich zu machen. Seine Hoffnung war, daß sie den Leuten helfen, ihre Beziehungen zu verbessern und unnötiges Leid und Scheidung zu vermeiden. Die Kurse hatten den Titel „Liebe ist ein Tätigkeitswort". Bald unterrichtete Bill regelmäßig Gruppen und entwickelte seine Ideen weiter.

Nachdem Bill Anfang 1980 nach Omaha zog, wurden Pat und Bill Berufskollegen und Freunde. 1982 fragte Pat Bill, ob er beim „Hudson Center" mitarbeiten wolle. Bill nahm das Angebot an. Pat nahm an Bills Kurs „Liebe ist ein Tätigkeitswort" teil und war von den Ideen fasziniert. Sie begann, sie bei ihren Klienten zu nutzen, und fand sie in der Therapie leicht durchführbar und sehr hilfreich. Sie mochte seine Seminare so gern, daß sie sich entschloß, ihn zu heiraten, um mit ihm zusammen unterrichten zu können (sagt sie scherzhaft). Wir, Pat und Bill, heirateten 1985. Zusammen haben wir vier Kinder, die zu der Zeit, in der wir dieses Buch schrieben, zwischen 5 und 23 Jahren alt waren. Als Direktorin des „Hudson Center" für Kurztherapie in Omaha war Pat Bills Chefin.

Wir lehren unsere Ideen überall in der Welt (bislang in den USA, Australien, Asien, Europa, Südamerika, Kanada und Mexiko) und haben sogar in fremden Kulturen Beifall und Interesse gefunden. In Beziehungen scheinen wir alle, um Harry Stack Sullivan zu zitieren, einfach mehr Mensch als sonst etwas zu sein.

Da wir diese Ideen und Methoden viele Male gelehrt haben, sind wir daran gewöhnt, daß sie häufig Beunruhigung auslösen. Einige Leute denken, sie seien zu einfach. Alles müsse komplizierter oder tiefer sein. Wir haben versucht, unsere Sichtweise der Dinge so einfach und klar wie möglich darzustellen, ohne sie jedoch zu stark zu vereinfachen. Wir bleiben unnachgiebig dabei, es so einfach zu belassen, denn wir stellen häufig fest, daß sich Therapeuten in geheimnisvollen und komplexen Theorien verlieren und daß sie das davon abhält, die dringenden Sorgen zu lösen, welche die Leute in die Beziehungsberatung gebracht haben. Obwohl kein Buch die Komplexität des menschlichen Lebens adäquat behandeln kann, glauben wir, daß dieses Modell offen genug ist, mit verschiedenen Situationen umzugehen. Für einige mag die Einfachheit des Modells abwegig sein; aber die meisten wird die klare Darstellung, die wir anbieten, – so hoffen wir – davor schützen, im Sumpf der Paarprobleme zu versinken.

Wir hören auch immer wieder, dieses Modell sei offenbar verhaltenstherapeutisch. Obwohl einige der Ideen und Methoden mit dem, was Verhaltenstherapeuten tun, vereinbar sind, ist es doch kein verhaltenstherapeutisches Modell. Wir verwenden lieber das Wort „Handlung" als das Wort „Verhalten", um diesen Unterschied zu betonen. Die erste Unterscheidung ist, daß wir nicht an die Theorie der Verhaltenstherapie glauben. Sie scheint uns lediglich auf Ratten anwendbar zu sein und ist sicher nicht ausreichend, um mit Paar- und Beziehungsproblenem umzugehen. Wir halten überhaupt nichts davon, uns an irgendein feststehendes Erklärungsmodell für unsere Arbeit zu klammern. Wir sind mehr an Lösungen als an Erklärungen interessiert (siehe O'Hanlon a. Wilk 1987; O'Hanlon a. Weiner-Davis 1989). Unsere Arbeit gehört eher zu den lösungsorientierten Ansätzen als zu denen, die an Erklärungen orientiert sind.

Ein weiterer Unterschied zwischen unserem und dem verhaltenstherapeutischen Ansatz besteht darin, daß wir uns selbst in eine Tradition der narrativen und konstruktivistischen bzw. konstruktionistischen Sichtweisen einordnen. Der von uns gewählte Titel des Buches betont diese narrative Tradition. Wir sind ebenso an Veränderungen von Bedeutungen interessiert wie an Veränderungen von Handlungen.

Zu uns kommen Paare, deren Sichtweisen durch ihre sozialen bzw. familiären Interaktionen und durch die sprachliche Konstruktion ihrer Situation beeinflußt wurden. Wir versuchen, diese konstruierten Sichtweisen aufzunehmen und sie gezielt zu beeinflussen. Paare haben bestimmte Liebesgeschichten geschrieben – wir helfen ihnen, diese Geschichten neu zu schreiben.

Man hat uns auch gesagt, unsere Ideen würden den kognitiven Therapieansätzen, der „Reality Therapy", der Ericksonschen Therapie oder der Strategischen Therapie gleichen. Wir sind sicher von vielen dieser Ansätze beeinflußt worden, aber eigentlich besteht dieses Modell einfach aus dem, was wir in der Therapie tun. Wir haben wenig Interesse daran, es irgendeiner großartigen theoretischen Orientierung zuzuordnen. Wir sind dafür viel zu pragmatisch. Dieser Ansatz hat sich über viele Jahre als unser Weg entwickelt, um die manchmal verwirrende und schwierige Arbeit mit Paaren leichter zu gestalten.

Wir haben uns mit etwas Bangen an dieses Buch herangewagt. Wir hatten gehört, daß das ehemalige Präsidentenpaar der Vereinigten Staaten, Rosalyn und Jimmy Carter, während ihres gemeinsamen Schreibprojektes schreckliche Streitigkeiten hatte. Beim Schreiben einer sehr frühen Version dieses Buches wurde Bill manchmal sehr ärgerlich über die ungenaue Art, in der Pat das Modell beschrieb. „Wenn es dir nichts ausmacht, daß es falsch ist, kannst du es so machen!“, sagte er erregt. Pat antwortete: „Es macht mir nichts aus, daß es falsch ist, solange wir es so machen, wie ich es möchte!“ Dies wurde für lange Zeit ein Scherz zwischen uns: Bill bekam Recht, solange es so gemacht wurde, wie Pat es wollte. Beim Verfassen der verschiedenen Versionen fanden wir einen Weg, der uns beide zufriedenstellte, einen Weg, bei dem keiner im Recht oder Unrecht sein mußte. Glücklicherweise stellte es sich als leichter heraus, als wir dachten.

Wir verwenden diese Ideen täglich bei unseren Beratungen und in unserem persönlichen Leben. Obwohl man nicht jedes Beziehungsproblem mit ihnen lösen kann (wir kennen keine Methode oder Technik, die das kann), haben sie sich für uns und unsere Klienten als nützlich erwiesen. Wenn wir diese Ideen anderen Therapeuten anbieten, so hoffen wir, daß sie sie ebenso nützlich und kompetenzerweiternd finden wie wir.

1. Klarheit beginnt zu Hause

Von Schuldzuweisung und Entwertung Abstand nehmen

Das Problem der traditionellen Ansätze der Paartherapie ist: Sie dauern zu lange. Die meisten Paare suchen Beratung als letzte, verzweifelte Maßnahme. Es ist so, als sagten sie: „Wir sind gerade auf dem Wege zum Scheidungsrichter, aber wir dachten: Halten wir hier für ein paar Minuten an, um zu sehen, ob sie irgend etwas für uns tun können."

In dieser Situation ist keine Zeit zu verschwenden; keine Zeit, so meinen wir, um etwas über die Probleme im Leben der Eltern oder Großeltern jedes Partners in Erfahrung zu bringen, die vielleicht Ähnlichkeit mit den Problemen des Paares haben; keine Zeit, sie monatelang oder jahrelang frei über ihre Kindheit assoziieren zu lassen, um an die Wurzel des Problems zu kommen. Ehen[1] in der Krise würden bei den meisten Leuten nicht so lange halten. Wenn sie halten, können sie durch die Jahre fortgesetzter oder folgender Probleme schwer beschädigt werden.

In diesem Buch bieten wir ein Modell der Kurztherapie für Paare. Die Kürze dieses Ansatzes bedeutet nicht, daß wir Kriseninterventionen mit Paaren machen. Obwohl sich Paare, wenn sie um Paartherapie nachsuchen, meist in einer Krise befinden, ist die Therapie, die wir anbieten, kein „Zusammenflicken" oder lediglich dafür entwickelt, über eine akute Krise hinwegzuhelfen. Die hier be-

1 Wir benutzen das Wort „Ehe" als Kurzbegriff für jede gelebte Form verbindlicher, romantischer bzw. sexueller Beziehung, wohl wissend, daß viele dieser Beziehungen keine formalen Ehen sind (z.B. homosexuelle bzw. lesbische Beziehungen). Dieses Modell läßt sich genauso gut für solche „nichttraditionellen" Beziehungsformen verwenden, obwohl es natürlich Probleme geben kann, die ausschließlich dort anzutreffen sind.

schriebene Kurztherapie ist darauf angelegt, anhaltende Veränderungen zu bewirken.

Viele traditionelle Ansätze der Paartherapie tragen zum Problem des Paares bei, indem sie einige der Prozesse, die wesentlich am Paarproblem beteiligt sind, wiederholen. In der Therapie kann sich die Diskussion um Dinge drehen wie Schuldzuschreibungen und Ettikettierungen, Vermutungen über Motive und Spekulationen, das „wirkliche" Problem sei ein anderes als das, worüber gerade gesprochen wird. Diese Diskussionen gleichen denen, die das Paar schon zu Hause miteinander führt. Wir möchten etwas Neues machen, nicht mehr desselben.

Jenseits von Schuld, Entwertung und Erklärungen

Wenige Menschen gedeihen in einer Atmosphäre von Schuld. Das ist jedoch immer noch die Atmosphäre, die häufig von Therapeuten, die sich mit Paarproblemen beschäftigen, absichttlich oder unabsichtlich geschaffen wird. Ein vorzügliches Beispiel dieser Art des Denkens findet sich in den Selbsthilfebüchern, die geschrieben wurden, um Paaren bei der Lösung ihrer Beziehungsprobleme zu helfen. Die meisten Bücher wurden von Therapeuten geschrieben und sind von traditionellen Therapiemodellen abgeleitet. Selbsthilfebücher sind typisch, was das Diagnostizieren der Beziehung oder des Partners angeht. Schauen Sie sich im Buchgeschäft die Bücherborde unter der Rubrik „Psychologie" oder „Selbsthilfe" an. Sie werden feststellen, daß sie Männer als Frauenhasser, Frauen als masochistisch oder koabhängig, Männer als Liebhaber, die von Blüte zu Blüte fliegen, die Angst vor Nähe haben usw. diagnostizieren. Wir halten das für eine schlechte Entwicklung. Im besten Falle hilft sie den Paaren nur nicht, ihrer Beziehung eine positive Richtung zu geben, im schlechtesten Falle kann sie zu den Problemen, die das Paar ohnehin schon hat, noch beitragen.

Was suchen die Leute, wenn sie auf Diagnosen aus sind? Unserem Gefühl nach suchen sie gewöhnlich nach Anerkennung und Bestätigung ihrer Gefühle und Wahrnehmungen. Sie möchten erfahren, daß sie nicht „verrückt" sind, weil sie die Dinge auf ihre Art sehen oder fühlen. Liest man Bücher über die Fehler und Schwierigkeiten anderer Leute, dann ist es so, als stelle man fest, daß die Probleme des Nachbarn den eigenen gleichen. Das kann Trost und das Gefühl geben, „normal" zu sein. Und so weit ist das auch in Ordnung. Aber es gibt ein paar Fallen in diesen Schemata, die Probleme in Beziehungen verschärfen können.

Beschuldigungen laden nicht zu Veränderung und Kooperation ein

Die erste Falle bei diesen Diagnosen ist: Sie klingen nach Beschuldigung. Wenn eine Frau ihrem Mann das Buch „Männer, die Frauen hassen, und die Frauen, die sie lieben" gibt, weiß der Ehemann diese Geste selten richtig zu schätzen. Er sagt nicht: „Danke Schatz! Ich sehe, daß ich ein Problem habe und daß ich daran arbeiten muß. Du hast mir wahrscheinlich sechs Monate intensiver Psychotherapie erspart, und ich weiß es zu schätzen!" Nein, er sagt meistens etwas wie: „Bleib mir mit diesem psychologischen Quatsch vom Leib! Wenn du nur nicht andauernd unsere Beziehung analysieren müßtest, wäre sie ganz in Ordnung!"

Wie kluge Feministinnen zeigten, führen Bücher wie *Wenn Frauen zu sehr lieben* dazu, die Schuld den Frauen zu geben; so wie das Konzept der Koabhängigkeit. Die Tradition, die Frauen verantwortlich zu machen, hat eine lange Geschichte, die ihre Wurzeln in der Psychoanalyse hat. Wer war es denn schließlich, der die Kinder gefüttert hat und die Sauberkeitserziehung durchführte und damit die oralen und analen Phasen so traumatisch machte? Frauen! Wir wollen, daß auf keines der Geschlechter die Schuld an den Eheproblemen fällt. Zu entscheiden, wer die meiste Schuld trägt, hilft der Ehe im allgemeinen nicht.

Etiketten können inkompetent machen und wie Teufelskleber haften bleiben

Etiketten können auch den Eindruck vermitteln, daß eine Person für immer dazu verdammt ist, das zu sein, was das Etikett behauptet. Wir nennen das die „Erhärtung von Kategorien" oder die „Erfüllung der Prophezeiungen anderer" (eine Variation der sich selbst erfüllenden Prophezeiungen). Etiketten sind fast immer eindimensional. Wenn Sie in der Schule unterrichten, sind Sie nicht nur Lehrer. Sie können ein Mann oder eine Frau sein, ein Skifahrer, ein Musiker, eine religiöse Person und vieles andere. Das Problem ist: Für Leute, die Sie in dieser eindimensionalen Art sehen, ist es häufig schwierig, Sie in einem anderen Licht zu sehen.

Eines Nachts gingen wir durch die Straßen unserer Stadt spazieren, als uns eine uns irgendwie bekannt vorkommende Frau begegnete. Wir brauchten beide eine Minute, bis wir die Frau als unsere Vorschullehrerin erkannten. Pat sagte: „Hallo, Laurie! Sieht so aus, als hättest du noch ein Leben außerhalb der Schule." Laurie lächelte und antwortete: „Ja, das habe ich!" Bill war froh, daß Pat vor ihm etwas gesagt hatte, denn sein erster Impuls, nachdem er sie erkannt hatte, war zu sagen: „Hallo, Fräulein Laurie!" Laurie war mehr als eine Vorschullehrerin – ihr Leben hatte viele andere Facetten – aber wir hatten sie nur als *Fräulein Laurie, die Lehrerin* wahrgenommen.

Eine gute Erklärung bewirkt nicht unbedingt Veränderung

Die dritte Falle ist, daß diese Diagnosen den Fokus der Aufmerksamkeit von der Veränderung auf die Erklärung verschieben können. Ein weiser Mensch drückte es einmal folgendermaßen aus: „Erklärungen sind im Leben die Trostpreise. Du bekommst sie dann, wenn du nicht das bekommst, was du eigentlich haben wolltest." Unglücklicherweise geben sich die Klienten oft mit Erklärungen statt mit Veränderungen zufrieden.

Bill beriet eine Frau und fragte sie: „Was möchten Sie, daß Ihr Mann anders macht?" Sie antwortete: „Also, er ist in einer Familie mit fünf Söhnen aufgewachsen." Bill fand es schwer, die Antwort zu der Frage in Beziehung zu setzen, bis die Frau erklärte, sie wisse, ihr Mann könne ihr nicht das geben, was sie brauche, weil ihr klar sei, in einer Familie mit fünf Jungen aufgewachsen zu sein habe ihn verbogen. Sie hätte gern, wenn er körperlich liebevoller wäre, ihre Hand halte und seinen Arm um sie lege. Sie hatte gelesen, Männer hätten im allgemeinen Schwierigkeiten, ihre Zuneigung körperlich auszudrücken – besonders wenn sie in Familien aufwüchsen, in denen selten Zärtlichkeiten ausgetauscht würden. Sie glaube, er sei unfähig, das zu tun, was sie sich von ihm wünsche. Bill glaubte nicht, daß die Muskeln des Mannes nicht in der Lage sind, zu ihr hinzulangen und sie zu berühren. Bei näherer Befragung verriet sie auch wirklich, daß er sie öfter berührt hatte, als sie begannen, sich zu verabreden, und in der ersten Zeit ihrer Ehe. Es war nicht so schwierig, ihn dazu zu bewegen, sie öfter anzufassen. Ihre Erklärung war Teil des Problems.

Psychologische/genetische/historische/soziologische Vorbestimmtheit

Wir glauben nicht, daß Menschen von ihrer Vergangenheit oder durch ihre Biologie bestimmt werden. Wir würden auf keinen Fall mit Leuten „Gesprächs"-Therapie machen, wenn wir dächten, daß sie unveränderliche biologische oder genetische Probleme haben, die ihre Schwierigkeiten in der Ehe erzeugen. Wir glauben zwar, daß Menschen durch ihre Vergangenheit und ihre genetische und biochemische Ausstattung beeinflußt werden, aber wir glauben nicht, daß sie durch sie festgelegt werden.

Manche Theoretiker verteidigen nicht nur die biologische Bestimmtheit, sondern deuten auch noch an, daß Menschen soziologisch und historisch bestimmt sind. Sie wachsen unter gewissen Bedingungen auf, sind in einer bestimmten Gesellschaftsschicht oder Familie groß geworden oder wurden mißbraucht und haben daher ihre gegenwärtigen Beziehungsprobleme. Wir erkennen an, daß die Vergangenheit und der soziale Kontext der Menschen einen Einfluß auf sie ausübt, aber wir wehren uns entschieden gegen die Idee, daß menschliche Lebewesen durch ihre Vergangenheit oder ihre soziale Umgebung festgelegt sind.

Beziehungen können sich ändern oder relativ schnell verändert werden. Wir vermeiden es, näher auf die Persönlichkeit und die Vergangenheit der Leute einzugehen – nicht, daß wir niemals darüber sprechen oder unseren Klienten sagen, sie sollten diese Themen nicht anschneiden. Wir ermutigen sie in dieser Richtung aber nicht, da wir denken, daß Veränderung aller Wahrscheinlichkeit nach woanders erfolgt.

Die am leichtesten zu verändernden Aspekte der Situation von Paaren sind nach unserer Ansicht die Handlungen eines jeden und die Interpretationen der Handlungen des jeweils anderen. Wir nennen dies die Veränderung von „Machen" und „Sehen" des Paarproblems. Mehr von diesen Ideen in den folgenden Kapiteln. Hier wollen wir die Ideen vorstellen, welche die Grundlage unseres Modells bilden.

Wir waren einmal auf einer Party bei Bills weitläufigen Verwandten. Pat geriet in ein Gespräch mit einer entfernteren Cousine. Als die Frau herausfand, daß Pat Psychologin und Eheberaterin ist, begann sie ihr von intimen Problemen in ihrer Ehe zu berichten. Sie erzählte Pat, sie selbst sei koabhängig und erwachsenes Kind eines Alkoholikers und einer Frau, die zu sehr liebte. Nachdem Pat dieser Litanei eine Zeitlang zugehört hatte, sagte sie zu der Frau, daß sie gerade darüber nachdenke, ein Buch mit dem Titel „Wenn Frauen zuviel lesen" zu schreiben. Sie lachten gemeinsam darüber, und dann sagte die Frau: „Das werde ich dann wahrscheinlich auch lesen!"

Die Fachleute der Buchverlage wissen, daß es meist die Frauen sind, die diese Bücher über Beziehungen kaufen. Warum? Wonach suchen sie so verzweifelt? Teilweise suchen sie nach Verständnis für die unglückliche Situation, in der sie sich selbst befinden. Sie suchen gewöhnlich nach einer Lösung ihrer Dilemmata. Was sie so stark an diesen Büchern gefangennimmt, ist ihre Suche nach Anerkennung und Bestätigung dessen, was sie über sich selbst und ihre Beziehungen gefühlt und daran wahrgenommen haben.

Frauen werden in dieser Kultur täglich entwertet, und ihr inneres Erleben wird nicht anerkannt. Das Erleben der Männer wird natürlich auch nicht anerkannt, aber längst nicht so oft wie das der Frauen. Wenn zum Beispiel eine Frau ärgerlich wird, kann es passieren, daß jemand sie fragt, ob sie vielleicht ihre Periode habe. Wenn ein männlicher Politiker es ablehnt, von einer Sache abzurücken, wird er als resolut und standfest angesehen. Nimmt eine Frau die gleiche Haltung ein, stuft man sie als kalt und gleichgültig ein. So saugen Frauen auf der Suche nach Antworten und Bestätigung ihrer Erfahrung aus Frauenzeitschriften, Fernsehen, Radio und Büchern zum Thema Beziehung alles auf, was sie können.

Nach unserer Auffassung muß deshalb Paartherapie mit der Anerkennung der Wahrnehmungen und Erfahrungen der Situation jedes Partners beginnen. Mit Anerkennung meinen wir hier nicht nur ein weises Kopfnicken und die Äußerung von ein paar „Oh ja, oh ja!" oder einer Bemerkung wie „Und dann fühlen sie sich sehr ärgerlich, wenn er das macht." Wir meinen einen aktiven Prozeß der Artikulation und Bestätigung des Erlebens jedes Ehepartners.

Wir werden noch näher darauf eingehen, was hier gemeint ist. Doch zuerst lassen Sie uns eine dreiteilige Unterscheidung vornehmen, die entscheidend für eine verstehende Anerkennung und ihre Rolle im therapeutischen Veränderungsprozeß ist.

Der Unterschied zwischen Tatsachen, Geschichten und Erfahrungen

Wir unterscheiden zwischen drei verschiedenen Aspekten in den Situationen, in denen sich die Menschen befinden – den Tatsachen, den Geschichten und der Erfahrung.

- Die *Tatsachen* sind die Aspekte der Situation, über die bei den meisten Beobachtern eine übereinstimmende Zustimmung besteht. Sie sind das, was Sie in irgendeiner besonderen Situation sinnlich wahrnehmen würden.
- Die *Geschichten* sind die Bedeutungen und Interpretationen, die wir solchen Tatsachen geben. Wir nennen sie Geschichten, um den Leser (und gelegentlich unsere Klienten) daran zu erinnern, daß sie nicht die Wahrheit sind, sondern Theorien, Konstrukte und erfundene Hypothesen.
- *Erfahrung* ist das Etikett, das wir benutzen, um innere Gefühle, Empfindungen, Fantasien, unwillkürliche Gedanken und das Gefühl für sich selbst, das jede Person hat, zu beschreiben.

Nur die Tatsachen, meine Dame!

Es gibt drei Wege, um herauszufinden, ob unsere Klienten sich an die Tatsachen halten. Der erste ist das, was wir „Videogespräch" nennen.

Videogespräch

Ein Videogespräch zu führen heißt bei der Beschreibung der Situation nicht über das hinauszugehen, was auf einem Videoband zu sehen oder zu hören ist. Es ist eine Alternative zur Verwendung unklarer Worte, die für unterschiedliche Interpretationen offen sind oder anderen die eigene Interpretation der Situation anbieten. Ein Videogespräch konzentriert sich darauf, wie die Situation aussieht und wie sie sich anhört.

Als wir eine frühere Fassung dieses Buches schrieben, war Pat gerade schwanger und stand zwei Wochen vor der Niederkunft. Pat und Bill waren zum Essen ausgegangen. Bill sprach und berührte Pat an diesem Abend nicht so oft wie gewöhnlich. (Bill bestätigte später Pats Beobachtung, daß es weniger Gespräche und Berührungen gegeben hatte.) Als Pat in dieser Nacht, etwa gegen Mitternacht aufwachte, begann sie über alle Bedeutungen nachzudenken, die das Verhalten Bills haben könnte. Es könnte bedeuten, daß er innerlich auf die bevorstehende Geburt seines ersten Kindes konzentriert war; es könnte bedeuten, daß er sich von all der Aufregung um Pat herum etwas ausgeschlossen vorkam; es könnte bedeuten, daß er Pat mit ihrem wie ein Wasserball großen Bauch weniger attraktiv fand; es könnte sein, daß er in einer mehr nach innen gerichteten Stimmung war, nachdem er den ganzen Tag an dem Buch geschrieben hatte; oder es könnte sein, daß er über die Pflichten nachdachte, die er bald haben würde. Zu Bills Glück wartete Pat bis zum Morgen, bevor sie ihre Sorgen mit ihm besprach. Sie berichtete ihm von ihren Gedanken und fragte ihn nach der Bedeutung seines Verhaltens. Meistens gehen die Leute davon aus, daß sie *wissen,* welche Bedeutung die richtige ist, ohne in Betracht zu ziehen, daß auch andere Geschichten zu den Tatsachen passen könnten. Unglücklicherweise überprüfen sie gewöhnlich ihre Geschichten nicht und fragen den anderen auch nicht.

Die Beschreibung der Situation mit Hilfe eines Videogesprächs zeigte, daß Bill nahe bei Pat saß, ohne mit ihr zu sprechen oder sie zu berühren. Würden wir uns eine Videoaufzeichnung dieses Abends ansehen, würden wir, was dies angeht, übereinstimmen. Wir wären aber wohl nicht über die Bedeutung des Verhaltens einer Meinung. Einige würden es auf die eine Weise interpretieren, und andere wären sicher, daß es etwas völlig anderes bedeutet.

X = X (ohne Bedeutungen hinzuzufügen)

Ein weiterer Weg, Fakten festzustellen, besteht darin, der beschriebenen Situation keine weiteren Bedeutungen hinzuzufügen. Die Bedeutung liegt nicht in der Sache, dem Wort oder der Handlung. Wir legen die Bedeutung in die Situation hinein. Sie erinnern sich vielleicht an den Werbespruch für den Film „Love Story“: „Liebe ist, sich niemals entschuldigen zu müssen.“ Im Land der Tatsachen ist Liebe Liebe, und sich niemals entschuldigen zu müssen ist sich niemals entschuldigen zu müssen. Das Problem des Werbeslogans für den Film ist, daß für manche Leute Liebe bedeutet, sich niemals entschuldigen zu müssen, für andere aber bedeutet Liebe, daß man sich manchmal entschuldigt. Die Dinge werden natürlich dann schwierig, wenn jemand, der denkt, Liebe bedeutet, sich niemals entschuldigen zu müssen, jemanden heiratet, für den Liebe bedeutet, daß man sich entschuldigt.

Die gegenteilige Bedeutung für möglich halten („… oder auch nicht")

Der dritte Weg, bei den Tatsachen zu bleiben, besteht darin, die jeweils gegenteilige Bedeutung für möglich zu halten. Wenn Sie jemals einen Artikel über Warnzeichen gelesen haben, die darauf hinweisen, daß Ihr Partner eine Affäre hat, und er kommt regelmäßig spät von der Arbeit nach Hause, so kommen Sie möglicherweise zu dem Schluß, daß er ein Verhältnis hat. Im Land der Tatsachen hat jemand, der spät von der Arbeit nach Hause kommt, entweder eine Affäre, oder er hat keine. Er könnte auch bis spät arbeiten. Er könnte ein Überraschungsgeschenk für Sie kaufen, er könnte in einer Bar sitzen und trinken, oder er könnte ein „Workaholic" werden. Wenn Sie nicht sicher wissen, was es bedeutet, erfinden Sie Geschichten.

Wenn wir auf diese Weise reden, können wir sogar die Zukunft genau vorhersagen. „Entweder regnet es heute, oder es regnet

Die Tatsachen

- Tatsachen sind das, was wir sinnlich wahrnehmen können: was wir sehen, hören, schmecken, riechen, tasten oder berühren können.
- Es gibt drei Wege, Tatsachen festzustellen:
  1. Benutze die Videogesprächstechnik. Stelle fest, wie alles auf einem Videoband aussehen und sich anhören würde.
  2. Füge dem keine weiteren Bedeutungen oder Interpretationen hinzu.
  3. Halte die gegenteilige Bedeutung für möglich („oder auch nicht").

nicht". Es gibt keine Grundlage für Meinungsverschiedenheiten, wenn Sie alle möglichen Bedeutungen in ihre Aussage einschließen.

Verloren im Land der Geschichten

Jeder von uns hat seine eigene Sicht der Dinge, die in unseren Beziehungen geschehen. Wir wollen diese Sichtweisen „Geschichten" nennen. Tatsachen sind, worüber wir uns einigen können. Tatsachen sind, was man hören, sehen, riechen, schmecken und berühren kann. Zu Geschichten gehören Deutungen, Theorien und Erklärungen. Tatsachen sind das „Was", und Geschichten sind das „Warum".

Geschichten sind Teil unserer Art, die Welt und die Geschehnisse in unserem Leben zu verstehen. Jeder von uns setzt seine Erfahrungen auf seine persönliche Weise zusammen. Wir haben unterschiedliche Landkarten der gleichen Landschaft. Die eine Person schaut vielleicht auf eine topographische Karte, während die andere eine Straßenkarte hat. Obwohl sich dabei sehr verschiedene Ansichten ergeben, das Land bleibt doch das gleiche.

Wir alle benutzen Geschichten, um zu erklären, was in unseren Beziehungen passiert, und um die Zukunft zu erahnen. Wenn es Probleme gibt oder Leute nicht gleicher Meinung sind, kommt es oft zu einem Duell der Geschichten: Wessen Geschichte stimmt und wessen ist falsch? Keine von beiden. Beide Geschichten sind Erklärungen, ob richtig oder falsch, kann nicht bewiesen werden.

Geschichten sind eben nicht neutral. Geraten Paare in Schwierigkeiten, entwickeln sie meist Geschichten, die ihre Beziehung nicht verbessern. Aus Frustration, Wut oder Kränkung kommen sie mit Geschichten, die ihre Beziehung vergiften. „Du willst mich nur kontrollieren." „Du bist genau wie deine Mutter." „Du kümmerst dich mehr um deine Familie als um mich." „Du bist egoistisch." Und so weiter.

Oft sind die Menschen davon überzeugt, daß ihre Geschichten die *Wahrheit* sind, daß ihre Landkarten das Land sind. Sie verstrikken sich in Streitigkeiten darüber, wer Recht hat und wer im Unrecht ist. Im Gerichtssaal mag es vielleicht sinnvoll sein zu entscheiden, wer Recht hat und wer nicht. Wenn aber in einer Beziehung einer den Kampf um richtig und falsch verliert, verliert meist die Beziehung. Als Paartherapeuten werden wir oft von unseren Klienten dazu eingeladen, Richter und Geschworene zu sein. Da wir die Ansicht vertreten, daß die richtige Geschichte nicht bestimmt werden kann, vermeiden wir diese Rolle.

Wenn wir mit anderen Therapeuten sprechen oder sie beobachten, stellen wir fest, daß sie oft Geschichten über die Motive der Klienten erzählen. Der Therapeut sagt dann beispielsweise: „Natürlich wird er ärgerlich. Es war ihm unangenehm, daß Sie ihn bei diesem Verhalten erwischt haben, und er fürchtete Ihre Ablehnung." Diese Interpretation mag auf die Person, über welche diese Vermutung geäußert wurde, passen, wir haben aber oft den Eindruck, daß der Therapeut die Geschichte glaubt und sie seinen Klienten als Wahrheit erzählt. Es kann dann selbstverständlich schwierig werden, wenn die Klienten mit der Geschichte des Therapeuten nicht einverstanden sind. Wir nennen solche Vorstellungen von Therapeuten *Wahn der Gewißheit* oder *Theoriegegenübertragung*. Wir fühlen uns sehr viel wohler mit Formulierungen, die eine Möglichkeit ausdrücken, wenn wir Klienten unsere Geschichten erzählen: „*Vielleicht* war es ihm unangenehm, daß Sie ihn bei diesem Verhalten erwischt haben, und er fürchtete Ihre Ablehnung." Diese Ausdrucksweise impliziert mehr Optionen und erlaubt verschiedene Interpretationen. Das eröffnet den Weg zu mehr Zusammenarbeit von Klient und Therapeut, da der Klient mehr Freiheit hat, den Interpretationen des Therapeuten zu widersprechen und bei der Konstruktion neuer, für ihn oder sie zutreffenderer Deutungen mitzuhelfen.

Es gibt ein paar typische Geschichten, welche die Leute verwenden, um sich selbst und anderen etwas in ihren Beziehungen zu erklären. Am häufigsten fanden wir Gedankenlesen (Zuschreibung eines bestimmten inneren Erlebens oder bestimmter Absichten), kausale Erklärungen, Vorhersagen, Etikettierung (Charakterisierung), Verallgemeinerungen, Gleichsetzungen und Bewertungen.

Beim *Gedankenlesen* behauptet eine Person, daß sie weiß, was eine andere Person denkt, fühlt, erlebt oder beabsichtigt, ohne daß diese andere Person es der ersteren mitgeteilt hätte. „Ich weiß, daß du noch unter dem Tod deines Vater leidest. Darum willst du die Scheidung." oder „Du mußt immer die Kontrolle haben."

Als Pat ein Paar fragte, wo ihre Streite meistens beginnen, waren sie sich darüber einig, daß sie gewöhnlich in der Küche anfangen. Als sie sich erkundigte, wie sie beginnen, sagte der Mann, seine Frau sehe ihn mit diesem „Geh-aus-meiner-Küche-Blick" an. Pat empfahl ihm, er solle jedesmal, wenn sie diesen Blick hätte, seinen Eindruck überprüfen und sie fragen, was sie tatsächlich denkt. Als sie nach einer Woche wieder kamen, hatten sie herausgefunden, daß sie ungefähr die Hälfte der Zeit, in der sie so guckte, nicht einmal an ihren Mann dachte, sondern auf den Streit der Kinder im Nebenzimmer horchte oder an irgendeine Zutat für die Zubereitung des Abendessens dachte, die sie zu kaufen vergessen hatte.

Bei *kausalen Erklärungen* wird darüber entschieden, warum etwas passiert oder warum man selbst oder jemand anderes etwas tut oder erlebt. „Ich bin ein erwachsenes Kind eines Alkoholikers, also habe ich Angst vor einer nahen Beziehung zu dir."

Jennifer und Ted waren wegen eines sexuellen Problems zu uns gekommen. Ted wurde nur sexuell erregt, wenn er Jennifer Schmerzen zufügte. Jennifer hatte diesen Mißbrauch zugelassen, weil ihre Erklärung dafür war, Ted sei als Kind sexuell mißbraucht worden und dies sei eines seiner Symptome. Wir waren bereit, uns mit der Vergangenheit Teds zu beschäftigen, aber wir machten ihnen klar, daß der Mißbrauch aufhören müsse, ganz egal, welche Ursache er habe.

Vorhersagen sind Behauptungen, die behaupten, irgend etwas werde in der Zukunft passieren oder nicht. „Er wird niemals aufhören zu trinken."

Wir finden, daß Vorhersagen über die Zukunft damit in Verbindung gebracht werden können, wie hoffnungslos oder hoffnungsvoll sich ein Paar fühlt. Wenn ein Partner wiederholt über den anderen sagt, er werde sich nie verändern, ist die Stimmung düster. Eine der wichtigsten Aufgaben des Therapeuten ist es, die Möglichkeit zu eröffnen, daß die Zukunft anders als die Vergangenheit sein kann.

Bei der *Etikettierung* (oder Charakterisierung) wird darüber entschieden, was für einen selbst oder für eine andere Person charakteristisch ist, und behauptet, es sei eine festgelegte, beständige Eigenschaft. „Er ist narzißtisch." „Sie ist launisch." „Sie hat ein niedriges Selbstbewußtsein." „Er hat eine Midlife-crisis."

Eines der Etiketten, die wir oft von Frauen hören, ist, ihre Partner seien nicht „romantisch". Das kann vieles heißen: daß der Mann außer beim sexuellen Kontakt nicht sehr zärtlich ist, keine Blumen mitbringt oder nicht an Geburtstage oder Jahrestage denkt.

Bei *Verallgemeinerungen* handelt es sich um übertreibende, allumfassende Aussagen wie *immer, niemals, keiner, jeder, jedesmal*. „Er kommt niemals pünktlich." „Sie bezahlt immer mit Kreditkarten."

Das Wunderbare an diesen Verallgemeinerungen ist, daß sie in Frage gestellt werden, wenn die Leute sich an eine Ausnahme erinnern. Wenn der Partner irgendwann einmal pünktlich war, dann trifft „niemals" nicht zu. Wenn sie einmal statt mit der Kreditkarte bar bezahlt hat, dann stimmt „immer" nicht. Wir necken Paare oft, daß Verallgemeinerungen wie *immer* und *niemals* und *niemand* bei der Beratung Flüche sind. Hätten wir in unserer Praxis so einen scheußlichen Summer wie bei Gameshows, würden wir während der Paarsitzung den Knopf drücken, wenn wir die Worte *niemals* und *immer* hören.

Bei *Gleichsetzungen* wird ein Konzept aus bestimmten Elementen zusammengesetzt. „Liebe ist, sich niemals entschuldigen zu müssen." „Ich will eben, daß sie eine Frau ist, wissen Sie, das Haus saubermacht, kocht, sich um die Kinder kümmert."

Die Untersuchung der Gleichsetzungen, welche die Leute für solch abstrakte Konzepte wie Liebe, Ehrlichkeit, Unterstützung, Egoismus, Romantik, Spaß usw. haben, nimmt einen großen Teil der Therapie ein. Derartige Worte in Handlungsbestandteile zu übersetzen, ist für unser Modell entscheidend.

Bei *Bewertungen* wird entschieden, daß gewisse Dinge richtig oder falsch, gut oder schlecht, wertvoll oder wertlos sind. „Warum schaust du dir solche blöden Shows an, das ist so ein Schund?" „Deine Mutter ist eine schlechte Person." „Pornographie anzuschauen ist falsch."

Als Therapeuten helfen wir Paaren oft dabei, die Verschiedenheit ihrer Werte zu würdigen. Auch wenn es auf der Handlungsebene Kompromisse geben kann, bleiben Unterschiede der Werte, trotz veränderter Handlungen, manchmal erhalten. Schwierigkeiten entstehen oft, wenn eine Person vergißt, daß Werte unterschiedlich sein können, und voraussetzt, ihre Werte seien allgemeingültig und wahr und der Partner sei im Unrecht, weil er nicht zustimmt.

Geschichten sind nicht alle schlecht

Vielleicht haben wir jetzt den Eindruck vermittelt, wir glaubten, Geschichten seien immer der Grund für Schwierigkeiten. In Wirklichkeit können sie in einer Beziehung genausoviel schaden wie nützen. Pats Mutter hatte ein großes Talent, Geschichten zu erfinden, die ihrer Ehe förderlich waren. Wenn Pats Vater, wie wir es nennen würden, „grantig" war, sagte Jessie etwa: „Lofton ist müde. Er hat so hart gearbeitet." Wir sagen nicht, daß das „Herausoperieren von Geschichten" der Weg ist, Klienten glücklich zu machen. Die Klienten werden auch nach unserer Behandlung weiter Geschichten kreieren. Wir möchten nur gern, daß sie ihre Geschichten weniger ernst nehmen oder solche erfinden, die ihre Beziehungen stützen und bei der Lösung ihrer Probleme helfen.

Üblicherweise gibt es in den Geschichten der Partner in einer Paarbeziehung ein paar Unterschiede, wenn sie zu uns in die Praxis kommen. Gelegentlich spielen sie Duell der Geschichten und versuchen eine Entscheidung oder einen Rat zu bekommen, wessen Geschichte besser oder gültiger ist. Es ist unsere Aufgabe, uns aus diesem Sumpf herauszuhalten, indem wir die Geschichte jeder Person anerkennen und ihre Geschichten leicht verbessern und verändern, so daß das Paar eine neue entwickeln kann (mit einem glücklicheren Ende oder mindestens einem besseren nächsten Kapitel).

Anerkennung und Herausforderung

Es gibt eine alte Geschichte über einen Polizisten, der einem unter einer Laterne herumkriechenden Betrunkenen begegnet. Der Polizist fragt den Mann, was er da tue, und der antwortet nuschelnd: „Ich habe meine Schlüssel verloren, und jetzt suche ich sie." Da entschließt sich der Polizist, dem Mann zu helfen. Nachdem sie eine Weile gemeinsam gesucht haben und die Schlüssel immer noch nicht gefunden haben, sagt der Polizist: „Warten Sie! Lassen Sie uns noch einmal Ihre Bewegungen zurückverfolgen, als Sie die Schlüssel verloren haben. Wo waren Sie genau, als sie Ihnen runtergefallen sind?" Der Betrunkene zeigt auf eine dunkle Ecke auf der gegenüberliegenden Straßenseite. Frustriert weist ihn der Polizist zurecht: „Warum suchen Sie sie denn dann hier?" Der Betrunkene antwortet: „Weil hier mehr Licht ist."

Wie der Betrunkene unter dem Licht der Straßenlaterne sucht, so suchen die meisten Leute an den falschen Plätzen, wenn sie in ihren Beziehungen die Schlüssel für Liebe und gegenseitiges Verstehen verloren haben. Meistens versuchen sie eine Erklärung für das schwierige Verhalten ihres Partners zu finden. Die Erklärungen, die sie sich selbst oder mit Hilfe von Büchern, Artikeln oder Fernsehsendungen zusammenbasteln, führen gewöhnlich zu Schlußfolgerungen, mit denen die Partner nicht einverstanden sind und auf die sie ärgerlich reagieren. Einer oder beide Partner fühlen sich abgewertet und / oder beschuldigt. Vielleicht werden sie auch entmutigt, weil ihre Erklärungen andeuten, eine Veränderung sei unmöglich.

Wir versuchen in der Paartherapie das Erleben jedes Partners anzuerkennen, ohne es zu verändern. Wir bemühen uns außerdem, die Paare von gegenseitiger Analyse und von Versuchen abzubringen, das Erleben oder das innerste Selbst des anderen zu ändern. Statt dessen konzentrieren wir unsere (und ihre) Veränderungsversuche an anderer Stelle. Diese andere Stelle ist die Veränderung von Handlungen und Geschichten.

Im nächsten Kapitel werden wir uns dem ersten Teil dieses Vorhabens widmen, dem In-Frage-Stellen der Geschichten der Partner, ohne den einen oder anderen zu beschuldigen oder zu entwerten.

2. Von der Beschuldigung zur Zusammenarbeit

Klagen, Bitten und Lob

In einem Scheidungsfall kamen wir während einer Mediationssitzung einmal zu einer sehr sorgfältig ausgearbeiteten Übereinkunft. Sie schien sämtliche Belange jeder Partei zu berücksichtigen und enthielt für den Fall, daß es Schwierigkeiten geben sollte, einige Nachverhandlungsklauseln. Als wir das Paar fragten, wie es die Übereinkunft fände, äußerte sich die Frau heftig: „Mist, Mist, Mist!" Nach einer kleinen Pause, in der alle verblüfft schwiegen, wagte Pat sich mit dem Satz vor: „Könnten sie das vielleicht ein bißchen genauer ausdrücken?" Alle brachen in Lachen aus, und wir setzten den Verhandlungsprozeß fort.

Wenn Paare in Schwierigkeiten sind, benutzen sie meist unklare Begriffe und Sätze, oder sie verwenden Formulierungen, die anklagen und die Möglichkeit der Veränderung einschränken. Um Paare von gegenseitigen Beschuldigungen und wenig hilfreichen Analysen abzuhalten, haben wir eine einfache Methode entwickelt, solche Beschuldigungen, Analysen, Diagnosen und verschwommenen Ausdrucksweisen in eine Sprache zu übersetzen, die den Beteiligten helfen kann, sich leichter zu verändern. Diese Methode haben wir als Videogespräch bezeichnet.

Ein Videogespräch bedeutet, das jeweils Gesagte von den Beteiligten in Worte übersetzen zu lassen, die konkrete Handlungen – ohne die Zuschreibung von Bedeutungen oder Interpretationen – bezeichnen. Wir lassen uns beschreiben, was wir sehen oder hören könnten, wenn wir uns das, worüber sie gerade sprechen, auf einem Videoband anschauen würden.

Als wir mit der Paartherapie begannen, benutzten die Leute anschuldigende Etikettierungen, um uns ihre Ideen über ihre Probleme zu erläutern. Aber häufig waren diese Etiketten relativ anspruchslos. „Er ist ein Tu-nicht-gut", hieß es zum Beispiel. „Sie kontrolliert ständig", entgegnete er. Uns ist aufgefallen, daß heutzutage zunehmend psychologisiert wird. „Sie ist koabhängig" und „Er ist passiv-aggressiv", heißt es jetzt. Wenn Bill in seiner Praxis solch ein Gerede hört, schiebt er seinen Stuhl von dem so etikettierten Mann weiter weg. „Passiv-aggressiv? Ich habe von diesem lästigen Zeug gehört, aber ich weiß nicht genau, was es bedeutet. Tut er das jetzt gerade?" Meistens lacht das Paar dann. Und Bill fährt fort: „Wenn er anfängt, das während der Sitzung zu machen, lassen sie mich das bitte wissen!" Dann erforschen wir weiter, welche Dinge dieser Mann getan hat, die seine Partnerin als „passiv-aggressiv" bezeichnet, oder was sie gemacht hat, um das Etikett „koabhängig" zu bekommen.

Eine der Techniken der Hypnoseinduktion besteht darin, vieldeutige, unklare Worte zu verwenden, damit der Zuhörer (der in Trance gehen soll) die Freiheit hat, seine eigenen Interpretationen zu entwickeln. Es sind „Worthülsen" oder „leere" Worte. Sie sind in dem Sinne Worthülsen, daß viele mögliche Bedeutungen in sie hineingepackt werden können. Man muß sie auspacken, um die speziellen Handlungen und Bedeutungen zu finden, die sie beinhalten oder vermuten lassen. Sie sind in dem Sinne leer, als sie keine spezielle Bedeutung haben. Solche Worthülsen oder leeren Worte sind bezüglich Person, Platz, Zeit, Sache oder Handlung nicht bestimmt. Werden solche unklaren Begriffe während eines Konfliktes benutzt, rufen sie häufig unbeabsichtigt und automatisch beim Zuhörer negative Reaktionen hervor. Wir versuchen, diese Induktionen und Interaktionen einer „schlechten Trance" zu unterbrechen und zu verändern.

So sagt zum Beispiel ein Mann zu seiner Frau immer und immer wieder: „Du kannst einfach keine Nähe ertragen!" Die Augen seiner Frau werden dann glasig – ein tranceartiger Blick –, weil sie sich durch seine Worte innerlich verletzt fühlt und sich zurückzieht. Nachdem sie das oft genug gehört hat, können die Worte „... einfach keine Nähe ertragen" zu eine Tranceinduktion werden.

Eine andere Art der Induktion einer „schlechten Trance" ist die automatische negative Reaktion, die gewisse Sätze, Worte oder Mimik und Gestik bei einer Person hervorrufen. Der beliebte Satz: „Da habe ich wie auf Knopfdruck reagiert!" drückt diese Erfahrung treffend aus. Es ist, als halte jemand anderes die Fernsteuerung in der Hand, die direkt mit der eigenen Wut, dem Schamgefühl, der Angst oder dem Verletztsein verbunden ist. In der Gegend von Omaha, wo wir leben, ist ein strategisches Luftwaffenkommando stationiert, bei dem auch Raketen gelagert sind. Einige unserer Klienten, die dort arbeiten, haben uns den bemerkenswerten Satz gelehrt: „Als sie (oder er) das sagte, wurde ich ballistisch."

Eine unserer typischen „schlechten Trancen" ist, wenn Pat so etwas sagt wie: „Ich bin wohl die einzige hier, die irgend etwas tut, um das Haus sauber zu halten!" Das ruft bei Bill (der denkt, er tue ganz schön viel dafür, das Haus in Ordnung zu halten) keine gute Reaktion hervor. Gewöhnlich wird er dann „ballistisch". Es führt für keinen von uns zu angenehmen oder befriedigenderen Interaktionen.

Während es für Hypnotherapeuten in Ordnung ist, leere Worte oder Worthülsen zu verwenden, oder auch für Paare, die sie in der täglichen Interaktion nutzen, so kann es zu Schwierigkeiten führen, wenn ein Paar im Konflikt liegt und diese unklaren, als Auslöser wirkenden oder anklagenden Worte benutzt. Die Möglichkeit, daß eine verletzende oder schädliche Interpretation in die Worte hineingelegt wird, ist groß.

Statt den Paaren zu erlauben, diese gegenseitigen schlechten Tranceinduktionen fortzusetzen, laden wir sie zu Gesprächen und Interaktionen ein, die zu mehr Intimität und Nähe führen. Das Videogespräch ist ein guter Weg dahin. Um mit dem Videogespräch zu beginnen, bitten wir die Beteiligten, das zu tun, was wir „Klagen über Handlung", „Bitten um Handlungen" und „sinnvolles Loben" nennen.

Wenn Paare in die Behandlung kommen, reden sie am Anfang hauptsächlich darüber, was sie aneinander *nicht* mögen. Die Aufmerksamkeit ist nicht nur auf die Vergangenheit gerichtet (etwas, das sehr schwer zu verändern ist), sondern beinhaltet meist, wie schon erwähnt, Beschuldigungen, Gedankenlesen und unklares Reden. Es gibt ein wundervolles jiddisches Wort, das diese Art zu reden treffend umschreibt. Es heißt *Kvetshn*. Es ist schwierig, Kvetshn genau zu übersetzen, aber im allgemeinen bedeutet es, in einer ineffektiven Art und Weise über etwas zu klagen, zu nörgeln und zu jammern. Die meisten Paare kvetshn. Daher kanalisieren wir ihr

Reden erst einmal in Klagen über Handlungen – Klagen, die einen Unterschied machen können.

Klagen über Handlungen – Vom Kvetshn zum Bewirken von Veränderung

Um sicherzustellen, daß die Leute einander verstehen, und um Beschuldigungen und Analysen zu umgehen, coachen wir die Beteiligten dahingehend, über die Aspekte ihrer Beziehung, die sie nicht mögen, in einer Handlungssprache zu reden (Winogard a. Flores 1987). Klagen beziehen sich auf das, was in der Vergangenheit geschehen ist und jemand nicht mag oder nicht gemocht hat. Wir leiten das Gespräch über das, was die Partner in ihren Beziehungen nicht mögen, sanft in ein Videogespräch um, indem wir bitten, genauer zu werden. Manchmal machen wir das sehr direkt und fragen nach einem Beispiel aus jüngerer Zeit. „Was würde ich sie machen sehen, wenn sie sich rücksichtslos verhält?" „Wenn er gemein ist, was tut er dann?" „Wenn sie Sie in Verlegenheit bringt, was muß sie da machen, daß das passiert?" Klagen über Handlungen helfen uns, von der vieldeutigen Sprache (Geschichten) wegzukommen.

> Eine Frau klagte, ihr Mann respektiere sie nicht. Er war mit ihrer Schlußfolgerung nicht einverstanden und argumentierte, daß er sie sehr wohl respektiere. Als wir sie um ein Beispiel aus jüngerer Zeit baten, das die Respektlosigkeit ihres Mannes ihr gegenüber zeigt, erzählte sie uns von einem Vorfall auf einer Party, bei der sie ihre politische Meinung geäußert habe und ihr Mann geschnaubt habe. Sie habe daraus gefolgert, daß dieses Schnauben seinen Mangel an Respekt ihrer politischen Meinung und vielleicht sogar ihrem Recht gegenüber, solch eine Meinung zu äußern, anzeige. Der Mann räumte ein, daß er sich nicht daran erinnern könne, bei dieser Gelegenheit geschnaubt zu haben; aber er gestand zu, daß er es vielleicht getan hätte. Er war einverstanden, in Zukunft keine Geräusche durch die Nase zu machen, wenn sie ihre Ansichten äußert.

Manchmal helfen wir den Leuten, präziser zu werden, indem wir ihnen mehrere Möglichkeiten zur Wahl stellen, die alle Beschreibungen von Handlungen sind. Beispiel: „Wenn Sie sagen, er höre nie zu, meinen Sie dann, daß er meistens die Zeitung liest, wenn Sie mit ihm sprechen, oder daß er nickt, wenn Sie ihm etwas sagen, aber dann nicht tut, worum Sie ihn gebeten haben, oder daß er Sie etwas fragt, was Sie ihm vorher gesagt haben und von dem Sie denken, daß er sich daran erinnern müßte? Macht er etwas derartiges?" Gewöhnlich wissen wir genug über das Paar, um abschätzen zu können, was dem Videogespräch ihrer Klage entspricht. Selbst wenn wir nicht den richtigen Inhalt vermutet haben, beginnen wir, das Gespräch dahin zu lenken, mehr Handlungen als verschwommene Begriffe oder Gründe zu besprechen. Dies hilft den beiden, präziser zu werden.

Manchmal ist es überraschend, daß Leute warten, bis die Therapie beginnt, um dann erst ihre Klagen vorzubringen.

Pat arbeitete allein mit einer Frau, Deb, die schon wegen der Scheidung bei einem Anwalt war. Sie war seit 18 Monaten verheiratet und fand verschiedene Gewohnheiten ihres Mannes störend: Sie haßte die Art, wie er mit dem Hund spielte; sie haßte es, wenn er ihr morgens Fragen zu seiner Kleidung stellte; und sie ärgerte sich über dic Art, wie er sein Essen kaute. Pat fragte sie, ob sie mit

Klagen über Handlungen

Spezifizieren, was der eine Partner an den Handlungen des anderen nicht mag oder nicht gemocht hat.

- Konkretisiere leere Worte oder Worthülsen.
- Der Zuhörer muß, wie bei einem Video, in der Lage sein zu sehen bzw. zu hören.
- Fokussiere die Aufmerksamkeit auf Handlungen, den Ton der Stimme, die Lautstärke, den Gesichtsausdruck, die Gesten und die speziellen Worte.
- Hilf dem Paar, Beschuldigungen, Diagnosen und Verallgemeinerungen zu vermeiden.
- Bringe die beiden dazu, über konkrete Vorfälle zu sprechen.
- Filtere Zuschreibungen von Gefühlen und Intentionen der anderen Person heraus.

ihrem Mann über diese Dinge gesprochen habe. Deb verneinte dies. Pat fragte, warum sie das denn nicht getan habe. Deb sagte, sie habe seine Gefühle nicht verletzen wollen. Pats Augen wurden groß, als sie sagte: „Moment mal! Habe ich das richtig verstanden? Sie wollten seine Gefühle nicht verletzen und deshalb werden Sie sich von ihm scheiden lassen? Das wird seine Gefühle sicherlich verletzen. Vielleicht sollten Sie ihn wissen lassen, was Sie gern zuerst geändert hätten." Deb war willens, ihrem Mann eine Chance zu geben, indem sie ihm mitteilte, was sie nicht mochte. So konnte die Paartherapie beginnen.

Einer der ersten Schritte mag lediglich darin bestehen, irgendeine Klage zu erhalten, sei sie nun vieldeutig oder sonstwie. Dann kann der Prozeß der Bewegung zu den Handlungen beginnen, und Veränderung kann stattfinden.

Bitten um Handlungen

Nachdem die Klagen geklärt und präziser ausgedrückt worden sind, ist jetzt die Zeit gekommen, dem Paar oder der Person zu helfen, irgendwelche Bitten auszusprechen. Bitten heißt: eine Person bittet die andere, in Zukunft etwas Neues oder Anderes zu tun oder mit etwas aufzuhören, was sie in der Vergangenheit getan hat. Noch einmal: Was Bitten, die einen Unterschied machen können, von Bitten unterscheidet, die nicht zu Veränderungen oder gar zu unproduktiven Streitereien führen, ist die Art, in der die Bitte in Form eines Videogesprächs geäußert wird. Die Bitte sollte dem Hörer helfen zu verstehen, welche Handlungen von wem und wann auszuführen sind.

Der Frau, die sich von ihrem Mann verspottet fühlte, wenn sie ihre Meinung äußerte, wurde bei der Formulierung einer Bitte um Handlung geholfen. Sie informierte so ihren Mann darüber, wie er ihr zeigen könnte, daß er sie respektiert. Offensichtlich wollte sie, daß er aufhört zu schnauben, wenn sie ihre Ansichten vertritt. Aber gab es irgendeine Handlung, die der Mann ausführen konnte, um sie davon zu überzeugen, daß er sie respektiert? Sie sagte, er könne ihr Respekt zeigen, wenn er während einer Diskussion nahe bei ihr steht und ihre Hand hält oder einen anderen liebevollen körperlichen Kontakt zu ihr aufnimmt. Auf Parties verhalte er sich gewöhnlich so, als habe er nichts mit ihr zu tun. Er stehe weit weg von ihr und spreche nur mit anderen. Sie würde es als Zeichen der Wertschätzung betrachten, wenn er die Verbundenheit mit ihr besonders in der Zeit zeigen würde, wenn sie ihre Ansicht über etwas äußert. Er war über diese Bitte überrascht, denn er hatte dieses Sich-unter-die-anderen-Mischen nicht als Zeichen von Mißachtung gesehen, und er war ohne weiteres dazu bereit, seine gewohnte Art des Verhaltens auf Parties zu verändern.

Manchmal scheut ein Partner sich, eine Bitte auszusprechen, weil er oder sie davon überzeugt ist, daß der oder die andere nicht in der Lage ist, die erbetenen Veränderungen zu vollziehen.

In einer Paartherapie mußte Bill die Ehefrau bitten sich vorzustellen, sie sei mit Phil Donahue[1] verheiratet. Nur so konnte er sie zu einer Äußerung darüber bewegen, welche Handlungen sie sich von ihrem Mann wünscht. Er sollte ein „fürsorglicher Zuhörer" sein. Aber als sie danach gefragt wurde, was ihr Mann denn tun könne, um sich als fürsorglicher Zuhörer zu zeigen, erklärte sie, sie könne sich nicht vorstellen, daß er irgend etwas von dem tun

Bitten um Handlungen

Veranlasse die betreffende Person, ihrem Partner zu sagen, was besser funktionieren würde als die Handlungen, über die sie oder er sich beklagt.

- Vermeide Bitten, die versuchen die Gefühle, die Einstellung oder die Persönlichkeit des anderen zu verändern.
- Veranlasse den Partner, der die Bitte äußert, genau zu sagen, was der andere tun soll oder anders machen soll und wann er das machen soll (Bestimmung von Zeitpunkt oder Häufigkeit).

1 Anm. d. Übers.: Phil Donahue ist ein bekannter Talk-Show-Gastgeber im US-Fernsehen

würde, was sie gern hätte. Phil Donahue jedoch würde ihr in die Augen schauen, während sie mit ihm spräche, und er würde sie, egal was sie sagen würde, bitten, ihm mehr über ihre Gefühle zu erzählen.

Die Leute zu unterstützen, Bitten um Handlungen zu äußern, hilft ein weiteres wichtiges Ziel der Behandlung zu erreichen: Die Partner müssen dazu gebracht werden, mehr auf die Zukunft und auf das, was sie wollen, zu schauen, und nicht auf die Vergangenheit und das, was sie nicht wollen. Manchmal versinken Paar und Therapeut im Sumpf des endlosen Wiederaufwärmens der Vergangenheit mit den dazugehörigen Beschuldigungen, Analysen und dem Duell der Geschichten. Veranlaßt man die Leute, konkreter miteinander zu sprechen, so kann das helfen, aus dem Sumpf heraus wieder auf den Weg der Lösungen zu kommen, und es kann auch dem Therapeuten mehr Hoffnung für die Prognose des Paares geben.

Über Bitten verhandeln

Manchmal können sich natürlich Partner nicht über die Durchführung der Bitten einigen, die sie mit Hilfe des Therapeuten präzisiert haben. In manchen Fällen nimmt einer von beiden keinen Anteil am Prozeß oder ist nicht zur Zusammenarbeit bereit. Dies sind meist die Fälle, bei denen das Verhalten einer der Personen bereits jenseits der Grenzen des Erlaubten ist, Fälle in denen Drogen- oder Alkoholmißbrauch, körperliche Gewalt, Affären eine Rolle spielen. Mit diesen Themen und auch mit der Frage, wie man mit der mangelnden Kooperationsbereitschaft eines Partners umgeht, werden wir uns in späteren Kapiteln befassen. Hier erörtern wir die Situation, in der einer der Beteiligten Bedenken hat, die erbetene Handlung auszuführen, sonst aber zur Zusammenarbeit bereit ist.

Es gibt zwei typische Wege, dem Paar zu helfen, miteinander zu verhandeln, wenn ein Partner eine Bitte geäußert hat und der andere Einwendungen hat: Das erste ist, die jeweilige „Worthülse“ zu nehmen und eine andere spezifische Handlung zu finden, welche die Bitte befriedigen würde.

Ein Paar war in bezug auf eine sexuelle Bitte verschiedener Meinung. Er wünschte sich, daß sie beim Sex „abenteuerlicher“ wäre. Als wir um eine Übersetzung in genaue Handlungen baten, sagte er, er hätte gern, daß sie ihm Analverkehr erlaubt. Sie wandte ein, sie habe das schon einmal versucht, aber es tue weh, und sie fände es „zu unanständig". Wir fragten sie, ob sie sich andere abenteuerliche Sachen vorstellen könne, die sie auch auszuprobieren bereit sei. Sie schlug vor, einen Pornofilm auszuleihen, den sie sich zusammen anschauen könnten. Dann fragten wir ihn, ob das zu seiner Definition von abenteuerlich passen würde. Er stimmte zu. Er wollte zwar immer noch mit ihr Analverkehr haben, aber er war mit einer Veränderung, die zu seiner Definition paßte, zufrieden.

Bei der zweiten Art der Verhandlung werden die Wünsche und Bedenken jedes Partners festgestellt und dann in eine ausführbare gegenseitige Übereinkunft eingebaut.

Bob und Lynn stritten darüber, wie oft Bob anrufen sollte, wenn er geschäftlich außerhalb der Stadt auf Reisen war. Lynn wollte, daß er jeden Abend anruft, und er wandte ein, daß ein so häufiges Telefonieren für ihn eine Last wäre. Bob arbeitete oft schwer bis spät in den Abend hinein und war erschöpft, wenn er dann ins Hotel zurückkam. Er vergesse häufig anzurufen, oder habe Angst, Lynn aufzuwecken. Er sah in der Bitte Lynns auch einen Versuch, ihn zu kontrollieren. Lynn sagte, sie wolle jeden Abend von ihm hören, damit sie mit ihm über wichtige Ereignisse sprechen könne oder um ihm über Notfälle oder Probleme mit ihren Kindern berichten zu können. Wir kamen zum folgenden Kompromiß: Bob würde immer die Telefonnummer hinterlassen, wo er sich auch aufhielte oder zu erreichen wäre und wo Lynn ihn zu jeder Zeit anrufen könnte, wenn sie ihn brauchte oder mit ihm sprechen wollte. Wenn er zu müde zum Sprechen wäre, würde er nur ein paar Minuten mit ihr sprechen, um sich zu melden, und sich dann verabschieden. Er versprach, mindestens jeden zweiten Tag anzurufen, wenn er sich im Lande aufhält, und alle drei Tage während eines Auslandsaufenthalts.

Sinnvolles Lob

Auf keinen Fall versäumen wir, „den Partner dabei zu erwischen, wie er etwas richtig macht". Es ist ein überprüftes und bewährtes Prinzip der Verhaltenstherapie, des Managements und der Erziehung, daß es viel wirksamer ist, die Steigerung schon gezeigten Verhaltens zu ermutigen als Handlungen zu korrigieren, die man zum Verschwinden bringen möchte.

Im Konflikt stehende Partner vergessen es jedoch die meiste Zeit, sich auch darüber auszutauschen, was gut läuft. Macht einer mal Bemerkungen in diese Richtung, geschieht das auf eine solch unklare, vieldeutige Weise, daß der andere sich nicht sicher ist, warum er gelobt wurde. Deswegen nehmen die gewünschten Handlungen kaum zu.

Dann ist sinnvolles Lob das, was wir als Heilmittel vorschlagen. Wie Klagen über Handlungen und Bitten um Handlungen gehört zum sinnvollen Lob die Spezifikation (Videogespräch). Statt eine Bemerkung wie „Ich habe mich dir in dieser Woche wirklich sehr nahe gefühlt." durchgehen zu lassen, üben wir, dem Partner mitzuteilen, was er ganz genau getan hat, das half, ein Gefühl von Nähe zu entwickeln. Bill sagte Pat, er sei zu Veränderungen in ihrer Beziehung bereit, wenn sie ihn wissen lasse, was aus ihrer Sicht gut klappt. Er erklärte, er lerne langsam, aber er sei bildungsfähig. Also ersann Pat einen kleinen symbolischen Satz, den sie immer dann anwendet, wenn sie Bill bei etwas ertappt, das er richtig macht. Sie

Sinnvolles Lob

Veranlasse jeden Partner, genau zu sagen, welches Verhalten des anderen er in der Vergangenheit, zwischen den Sitzungen oder in einer bestimmten Situation mochte.

- Bringe beide Partner dazu, die Technik des Videogesprächs zu verwenden.
- Es ist erlaubt, über allgemeine Kategorien zu sprechen, solange der Zuhörer genug spezifische Beispiele hat, um zu verstehen, was der Sprecher meint. Zum Beispiel: „Ich mag es, wenn du an mich denkst, wenn ich nicht da bin."

sagt nur: „Das ist G.-E.-V., Bill.“ Bill weiß, daß dies für „Gutes-Ehemann-Verhalten“ steht.

Wir arbeiteten mit Diane und Joe, der die zweite Sitzung mit dem Satz einleitete, daß alles genauso schlimm sei wie immer. „Trifft das für die ganzen zwei Wochen zu, oder gab es eine Zeit, in der es besser ging?“ Diane antwortete: „Die ersten fünf Tage nach unserer letzten Sitzung war es wunderbar.“ Pat ergriff die Gelegenheit und fragte, was in diesen ersten fünf Tagen geschehen sei. Diane sagte: „Er war mein Kamerad.“ Pat fragte Joe, ob er wisse, was Diane unter Kameradschaft verstehe. Joe sagte, er habe ein paar Sachen mit Diane gemacht wie mit ihr einkaufen und tanzen gehen. Pat vergewisserte sich bei Diane, ob Joe die Handlungen, die hier unter dem Wort Kameradschaft zusammengefaßt waren, richtig identifiziert hatte. Er hatte. Wir betonten zwei Dinge: erstens, daß Joe in der Lage war, kameradschaftliche Handlungen auszuführen; zweitens, daß leicht eine deutliche Verbesserung erzielt werden kann, wenn es uns gelingt, den Ball weiter in diese Richtung zu spielen. Um dies zu erreichen, erklärte sich Diane bereit, Joe zu sagen, wenn er „sehr kameradschaftliche“ Handlungen ausführte.

Videogespräch: Gegenmittel gegen Gift für Beziehungen

Dieses Kapitel handelte davon, was wir für eine wesentliche Methode unseres Modells halten: Leuten mit der Videogesprächstechnik zu helfen, charakteristische Handlungen zu beschreiben, wenn sie über Konflikte sprechen. Wenn Partner miteinander im Konflikt liegen, ist die Wahrscheinlichkeit von Mißverständnissen und Fehlinterpretationen hoch. Gewöhnlich kippen diese Mißverständnisse in Richtung Beschuldigung und Entwertung. Häufen sich diese Mißverständnisse, können sie eine Beziehung vergiften. Auch wenn die Konflikte nicht auf Mißverständnissen beruhen, vergiftet die Wiederholung unproduktiver Konflikte die Beziehung. Daher bieten wir die Videogesprächstechnik – Klagen über Handlungen, Bitten um Handlungen und sinnvolles Lob – als Gegenmittel gegen Beziehungsgift an. Es versetzt uns manchmal in Erstaunen, daß etwas so einfaches wie die Verdeutlichung dessen, was ein Paar genau möchte oder nicht möchte, eine so starke, heilende Wirkung auf Beziehungen haben kann.

3. Die „Sichtweise" der Situation des Paares verändern

Interventionen während des Interviews

Wie schon erwähnt, bemühen wir uns in der Kurztherapie für Paare um zwei allgemeine Veränderungen. Die erste ist eine Veränderung der Interpretation („der Sichtweise") des Problems durch jede der beteiligten Personen. Als zweites zielen wir auf die Änderung des Verhaltens in der Beziehung („das Tun"). Dieses Kapitel stellt mehrere Methoden vor, die zu Veränderungen der Sichtweise führen.

Anerkennen, ohne zuzustimmen oder Möglichkeiten einzuschränken

Wenn Partner in eine Paartherapie kommen, geschieht das oft nach vielen Streitereien, die beide frustrierten und bei ihnen das Gefühl hinterließen, keiner verstehe sie. Früher konzentrierten sich die Therapeuten darauf, Rapport zu den Klienten herzustellen, indem sie sicherstellten, daß die Klienten sich verstanden fühlten. In letzter Zeit wird dies entweder als selbstverständlich vorausgesetzt oder ignoriert. Klienten müssen wissen, daß der Therapeut ihre Gefühle und Klagen anerkennt. Wenn sie davon nicht überzeugt sind, werden sie noch stärker versuchen, den Therapeuten davon zu überzeugen, wie schwer ihre Probleme und ihr Leid sind. Die andere Möglichkeit ist, daß sie sich jemand anders suchen, der ihnen zuhören *wird*. Anerkennung kann auf verschiedene Weise gezollt werden. Die Wiederholung oder die umschreibende Erläuterung dessen, was der Klient gesagt hat, ist eine der üblichen Methoden der Anerkennung, die zeigt, daß die Klagen, Gefühle oder Sichtweise des Klienten gehört wurden. Eine Geschichte zu erzählen, die belegt, daß man verstanden hat, was er oder sie erlebt, ist eine andere

Form der Bestätigung. Wenn die Geschichte ein paar „Bekenntnisse" des Therapeuten enthält und der Klient dies hört, erlaubt ihm das, seine eigenen Erfahrungen anzuerkennen und als gültig anzunehmen.

„Einfühlsame Worte" lassen die Klienten spüren, daß der Therapeut sensibel für das ist, was sie in ihrer Ehe erleben. Sätze wie „Das war ärgerlich", „Das hat Sie verletzt" oder „Das muß enttäuschend gewesen sein" erkennen die Erfahrungen des einzelnen an und bestätigen sie, ohne dabei ein Urteil darüber abzugeben, ob seine Sichtweise richtig oder falsch ist.

Angie und Randy waren schon vor ihrer Eheschließung vor zwei Jahren bei Pat in Paartherapie. Sie kamen jetzt erneut und erzählten davon, daß Angie von Randy körperlich mißhandelt wurde. Dies war in der Paartherapie vor der Eheschließung niemals zur Sprache gekommen. Wir machten verschiedene unserer typischen Interventionen (Paartherapie und Hypnose) und überwiesen Randy an eine Selbsthilfegruppe für mißhandelnde Männer.

Angie setzte ihre Therapie bei Pat allein fort. Bevor sie wieder mit der Therapie begann, war ihr nicht klar, wie gefährlich und beängstigend die Ehe mit Randy war. Sie hatten jetzt ein Baby, und Angie fühlte sich in der Falle. Sie fühle sich deprimiert, sagte sie. Pat antwortete: „Das ist vollkommen verständlich. Als Sie in die Therapie kamen, mußten Sie sich eingestehen, wie erschrocken Sie zu Recht über ihre Situation mit Randy sind. Mir würde es da auch ganz schlecht gehen."

Pat sagte damit im wesentlichen: „Was Sie fühlen, erscheint mir vollkommen nachvollziehbar." Dies bestätigte Angies Erleben.

Anerkennung und Bestätigung sind besonders wichtig, wenn einer der Partner erst allein zur Therapie gekommen ist und dann das Paar gemeinsam kommt.

Rob und Jan waren seit 13 Jahren verheiratet. Ein Jahr bevor sie zu uns kamen, hatte Jan zu ihrer eigenen Überraschung eine Affäre mit einem anderen Mann begonnen. In der ersten Sitzung mit uns allein sagte sie, daß sie sich über ihre außereheliche Beziehung selbst wundere, denn sie und Rob hätten sich nie gezankt, und sie fühle, daß sie Rob liebe. Sie und Rob hatten sich vor vier Monaten getrennt. Jan war von der Möglichkeit begeistert, die Trennung mit Abschluß ihrer Einzeltherapie rückgängig zu machen.

Während der zweiten Sitzung mit Rob und Jan bemühte sich Pat immer wieder darum, Rob wissen zu lassen, daß er gehört wird. Als er sagte, diese ganze Situation habe ihn wie ein Blitz aus heiterem Himmel getroffen, antwortete Pat: „Es hat Sie eine Zeitlang wirklich umgehauen" und „Sie müssen zuerst einen ziemlichen Schock bekommen haben!" (Sie benutzte die Vergangenheitsform, um ihn zu ermutigen, den Schmerz als etwas anzusehen, das hinter ihm liegt). Als Rob bitter sagte, er hätte sich gern verändert, wenn er bloß geahnt hätte, daß er so verletzt werden würde, erzählte Pat von Geschehnissen in ihrem eigenen Leben, die sie so verändert hätten, daß sie ihre manchmal kleinliche Perspektive überwinden konnte und zu einer Person wurde, der es wichtig war, die Menschen um sie herum zu lieben und sich um sie zu kümmern. In den letzten drei Minuten der Sitzung fragte Jan Rob, ob er sich angegriffen fühle (nicht gerade Pats Lieblingsfrage drei Minuten vor Sitzungsende). Pat hielt den Atem an, während sie auf Robs Antwort wartete. Er sagte: „Überhaupt nicht. Ich glaube, das war sehr hilfreich."

Der Schwerpunkt der Sitzung lag auf der Definition, welche Handlungen vollzogen würden, wenn an der „Ehe gearbeitet" würde (was Jans Einwilligung einschloß, sich nicht mehr mit dem anderen Mann zu treffen), und der Planung verschiedener Aktivitäten, die zeigen würden, daß sie sich in Richtung eines Zusammenlebens bewegen. Pats Bemühungen, Rob wissen zu lassen, daß sie versteht und anerkennt, wie niedergeschmettert er war, gaben ihm das Gefühl, gehört und einbezogen zu sein. Pat war in diesem Prozeß vorsichtig, damit nicht Jan zur Bösen gemacht wurde. Wahrscheinlich war das sogar der Grund für deren Frage nach dem „Sich-angegriffen-Fühlen". Jan hatte bei beiden Sitzungen ein gutes Gefühl. Sie empfand sich offensichtlich durch die Anerkennung, die Pat Robs Erleben zollte, nicht angeklagt.

Der Prozeß der Anerkennung ohne Parteinahme für einen der Partner ist oft ein Drahtseilakt. Für die Kooperation mit beiden Partnern ist er jedoch unabdingbar. Indem wir mal dem einen und mal dem anderen Partner zur Seite stehen, halten wir Möglichkeiten offen. Manchmal werden wir von einem Partner gefragt: „Hätte Sie das nicht auch verletzt?" Wir sind darin erprobt, beide Seiten der Situation zu sehen, und antworten daher häufig: „Ja, das hätte mich verletzt, aber ich kann die Enttäuschung Ihrer Frau verstehen, die sie vielleicht dazu gebracht hat, diese Methode zu ergreifen." Beide

Partner müssen gehört werden, oder Sie werden sie nicht zur Mitarbeit bei der Veränderung der Ehe gewinnen können.

Wohlwollende Skepsis

Inzwischen wissen Sie, daß wir gegenüber Erklärungen des menschlichen Verhaltens sehr skeptisch sind. Wir nennen das „wohlwollende Skepsis". Wohlwollend deswegen, weil wir uns zu sehr um die Beziehung des Paares bemühen, um eine mögliche Ungenauigkeit, welche die Beziehung schädigt, unbeachtet durchgehen zu lassen. Der „Skeptizismus" bedeutet aus unserer Sicht, daß im Bereich von Geschichten die wissenschaftliche Wahrheit nicht bekannt sein kann.

Wir arbeiteten mit einem Paar, beide waren zum zweiten Mal verheiratet. Tom, der Ehemann, hatte das, was man als Midlifecrisis beschreiben könnte. Terri, seine Frau, suchte nach Erklärungen. Sie dachte, daß Toms Affäre mit einer Frau an seinem Arbeitsplatz begonnen habe, als sein acht Jahre alter Sohn sich entschloß, zu seiner Mutter (Toms erster Frau) zurückzuziehen. Obwohl Tom zubilligte, die Entscheidung seines Sohnes habe ihn aufgeregt, glaubte er nicht, daß sie die Affäre verursacht hätte. Daraufhin kam Terri zu dem Schluß, der Grund für die Krise läge darin, daß Tom noch in seine erste Frau verliebt sei. Er lehnte diese Erklärung ebenfalls überzeugend ab. Unser Ansatz zielte darauf, Terri zu vermitteln, daß es unmöglich sei herauszufinden, warum es zu dieser Affäre gekommen war. Pat erzählte ihr die Geschichte ihrer eigenen Scheidung. Zur Zeit ihrer Scheidung hätten beide, Pat und ihr ehemaliger Mann, gedacht oder sogar gesagt, sie seien sich nicht sicher, ob sie sich jemals geliebt hätten. Jahre danach fand zwischen ihnen ein Gespräch statt, in dem sie beide zugaben, daß sie einander doch geliebt hatten und daß der Mangel an Liebe nicht der Grund für die Scheidung war. Ihre Erklärungen hatten sich im Laufe der Zeit verändert und würden sich vermutlich weiter ändern.

Wir scherzten auch mit Terri, daß es selbst dann, wenn wir in diesem Moment eine Autopsie bei Tom machen könnten, unmöglich wäre, die „Sohn"-Neuronen, „Herkunftsfamilien"-Neuronen, „Erste-Frau"-Neuronen oder „Terri"-Neuronen in Toms Gehirn zu zählen. Die Vorstellung, bei ihrem Mann eine Autopsie vorzunehmen, amüsierte und faszinierte Terri. Aber sie akzeptierte, daß es unmöglich war, über Toms Gründe Gewißheit zu erlangen. Statt dessen legten wir den Schwerpunkt auf seine Verpflichtung, so zu handeln, daß die Ehe geschützt und gefördert wird und daß seine Gefühle (oder seine Anatomie) nicht die Regie übernehmen.

Ein andereres Paar, Larry und Yvonne, geriet wegen Larrys Sicht, Yvonne sei „negativ", in eine Sackgasse. Wir baten um ein Beispiel für Yvonnes „Negativsein" aus jüngerer Zeit. Larry berichtete, seine Mutter habe sich noch einmal mit ihnen zum Abendessen verabredet, bevor sie mit einer Freundin nach Florida reiste, um dort den Winter zu verbringen. Bei der Vorbereitung dieses Umzuges hatte sich die Freundin der Mutter den Fuß gebrochen. Yvonne schlug vor, Larrys Mutter anzurufen, um zu fragen, ob sie das gemeinsame Abendessen lieber absagen wolle, da sie sich ja jetzt um ihre verletze Freundin kümmern müsse. Zu Yvonnes Überraschung wurde Larry ärgerlich und sagte: „Warum mußt du immer so negativ sein!?" Als wir dieses Geschehnis diskutierten, entwikkelte sich durch unseren wohlwollenden Skeptizismus eine alternative Erklärung. Wir boten für Yvonne das Etikett an, sie mache sich Sorgen, „sogar wenn das vielleicht gar nicht notwendig sei". Larry erkannte an, daß seine Erklärung ihres Verhaltens als „negativ" falsch sein könnte.

Geschichten anzuzweifeln kann sogar noch einfacher sein. Wenn ein Partner die Erklärung anbietet, seine Partnerin liebe ihn nicht, weil sie kein Abendessen für ihn koche, sagt Pat zum Beispiel: „Ich denke immer, Bill ist nur zu faul, wenn er das nicht tut!"

Zunächst erkennen wir erst einmal jede Sichtweise an, dann erheben wir Zweifel an den Erklärungen (Geschichten), indem wir Geschichten aus unserer eigenen Beziehung erzählen, durch Humor, oder indem wir den Klienten beibringen, daß psychologische Erklärungen unzuverlässig sind und die Geschworenen immer auf seiten der *Wahrheit* stehen, wenn es um die Frage geht, warum Menschen sich so und nicht anders verhalten.

Artikulieren und Kanalisieren – Den Klienten Worte in den Mund legen

Brauchen wir Erklärungen für Verhalten, dann ziehen wir es vor, Erklärungen zu kreieren, die Veränderung erleichtern. Wenn wir Therapeuten supervidieren, empfehlen wir ihnen, nur solche Diagnosen zu stellen, die dazu führen, daß der Klient etwas anderes in seinem Leben tut. In einem Workshop, den Jay Haley 1980 leitete, hörte Pat ihn die Geschichte von der Supervision eines Therapeuten erzählen, der ein Kind als „depressiv" diagnostiziert hatte. Haley sagte, er würde nie zulassen, daß man diese Diagnose als das Problem annehmen würde. Er würde das Problem „Schulphobie" nennen, denn das hätte Handlungskonsequenzen. In der Paartherapie machen wir das gleiche. Wenn zum Beispiel eine Frau sagt, ihr Mann stamme aus einer Familie, in der keine Gefühle gezeigt wurden, und daher zeige auch er keine Gefühle, sagen wir etwa: „Sie glauben also, er empfindet vielleicht so, wie Sie es sich von ihm wünschen, braucht aber einfach etwas Hilfestellung." Diese Erklärung wird von uns mehr eingebracht, als daß wir sie diskutieren. Wir legen dem Klienten Worte in den Mund, die eine Veränderung unterstützen können.

Dadurch, daß der Therapeut dem Klienten Worte in den Mund legt, fungiert er für beide Partner als Übersetzer. Bei dem zuvor erwähnten Paar, Jan und Rob, fanden wir die Formulierung: „Sie haben erst dann gemerkt, wie sehr Sie sie lieben, als sie Sie plötzlich verließ." Das war die Erweiterung der Bemerkung Robs, daß er nur zu gern etwas verändert hätte, wenn er gewußt hätte, wie sehr ihr Weggehen ihn schmerzen würde. Was er gesagt hatte, war keine rechte „Liebeserklärung", aber als wir seine Äußerung so erweiterten, sagte er nachdrücklich: „Ja!"

Legt man den Klienten während der Therapiesitzungen Worte in den Mund, kann das zu positiven, produktiven Äußerungen beitragen und kritische, provozierende oder anklagende Äußerungen blockieren. Wir können zum Beispiel auf eine beschuldigende Äußerung reagieren, indem wir sie schnell in eine Bitte um etwas anderes übersetzen. Nehmen wir folgende Bemerkung: „Wie sollen wir Zeit haben, um miteinander zu sprechen?! Du guckst immer Sport und wimmelst mich ab, wenn ich mit dir reden möchte!" Wir würden das so übersetzen: „Sie bitten also um eine bestimmte Zeit für Sie beide, in der Sie sich beiseite setzen und miteinander sprechen." Oder: „Wenn er möchte, daß Sie ihn das Spiel zu Ende sehen lassen, dann wollen Sie nicht, daß er Sie mit dieser Geste des Wegwedelns auf einen späteren Zeitpunkt, an dem er reden will, vertröstet?"

Wir wenden uns ab von den sich wiederholenden anschuldigenden Äußerungen, die auf die Vergangenheit fokussiert sind, und bewegen uns in Richtung der Handlungen, die sich die Partner für die Zukunft wünschen. Meistens verbringt das Paar schon einen guten Teil der Zeit daheim damit, die Vergangenheit aufzuwärmen und herauszufinden, wer Schuld an allem trägt. Von dieser Orientierung wollen wir so schnell wie möglich weg, hin zu einer Orientierung an Möglichkeiten der Lösungen in Gegenwart und Zukunft.

Eine Sprache mit Vorannahmen

Wenn Paare über ihre Probleme sprechen, benutzen sie oft eine Sprache, die den Eindruck erweckt, die vor ihnen liegenden Hindernisse könnten nicht überwunden werden.

> Ein Paar suchte uns nach Aufdeckung und Beendigung einer Affäre des Ehemannes auf. Die Frau war niedergeschmettert. Sie sagte: „Ich kann mir eben nicht vorstellen, daß ich jemals in der Lage sein werde, ihm wieder zu vertrauen. Wie können wir eine Zukunft haben?“
>
> Pat sagte, sie denke, Vertrauen beruhe auf einer positiven Vorhersagbarkeit über die Jahre hin. Wenn ihr Mann weiterhin über Monate oder Jahre liebevoll und treu sei, könne und würde es wieder wachsen. „Eine Zeitlang werden Sie vielleicht weiterhin ängstlich und mißtrauisch sein, und das ist wahrscheinlich angemessen und hat eine Schutzfunktion. Und obwohl Sie sich ängstlich und mißtrauisch fühlen, können Sie dennoch an dieser Beziehung festhalten.“

Die Frau hatte ihr Mißtrauen und eine Zukunft für die Beziehung als miteinander unvereinbar betrachtet. Pats Antwort sollte ihr helfen, ihre Gefühle in die Zukunft der Beziehung einzubeziehen.

> In einem anderen Fall wurde Pat von einem Paar aufgesucht, das kurz davor stand, sich scheiden zu lassen. Als die Frau gefragt wurde, was nach ihrem Wunsch bei der Therapie herauskommen solle, antwortete sie: „Freiheit.“ Pat fragte sie, wie Freiheit im Kontext ihrer Ehe wohl aussehen würde. Nach einiger Diskussion begann sie, was zunächst unmöglich erschienen war, auszudrükken, daß sie einige Sachen, die sie gern machen wollte, tun und

trotzdem verheiratet bleiben könnte. Die nächste Aufgabe war dann selbstverständlich, ein Arrangement dafür zu finden, diese Möglichkeit Realität werden zu lassen.

Punkte der Übereinstimmung und gemeinsame Ziele

Eine der Geschichten, an denen Paare sich festbeißen, ist ihr vermeintlicher Mangel an Gemeinsamkeiten. Oft tritt dies auf, nachdem sie eine lange gemeinsame Geschichte hinter sich haben, zusammen Kinder aufgezogen und ein gemeinsames Leben geführt haben. Manchmal kann man auf das Gemeinsame dieser Geschichte mit sanftem Humor hinweisen. Wenn das Paar vorbringt, man hätte nichts gemeinsam, sagen wir etwa: „Natürlich gibt es da die Ausnahmen: Michael, Jennifer und Molly“ (die Namen der Kinder). Wir konzentrieren uns auch darauf, welche Aktivitäten sie zusammen entwickeln könnten, Dinge, die vielleicht noch keiner von beiden bisher gemacht hat.

Im emotionalen Bereich ist es oft leicht, gemeinsame Ziele zu entwickeln. Die meisten Menschen möchten geliebt werden; und wenn Eheleute in Therapie kommen, fühlen sich oft beide Partner verletzt.

> Larry und Yvonne, die wir schon vorhin erwähnten, standen kurz vor dem zweiten Jahrestag ihrer Ehe, als sie zu uns zur Beratung kamen. Obwohl sie erst kurze Zeit verheiratet waren, sprachen sie davon, nicht viel miteinander gemeinsam zu haben. Sie waren Mann und Frau in einem sehr traditionellen Sinne. Larry ging jeden Tag zur Arbeit und liebte Sport, Ivonne nähte und dekorierte gern. Als die Sitzung voranschritt, sprachen beide davon, daß sie sich mehr von ihrer Beziehung wünschten. Wir arbeiteten heraus, daß sie beide etwas Bedeutungsvolles gemeinsam hatten: Sie wollten mit Zuneigung behandelt werden. Als wir sie baten, genauer zu werden, definierten sie „Zuneigung“ in sehr ähnlicher Weise. Sie entdeckten, daß auch das etwas war, was sie gemeinsam hatten.

Wir beginnen gewöhnlich damit, eine gegenseitige Übereinstimmung in bezug auf irgendeine vage Sorge oder ein Ziel zu erlangen, über das sich das Paar einigen kann. Die Übersetzung der Interessen eines jeden Partners in einen spezifischen Wunsch, z.B. das Abstellen eines schroffen Tonfalls oder grober Worte, kann ein gemeinsames Ziel werden. Es müssen dann genaue Handlungen, die zu diesem gemeinsamen Ziel führen, definiert werden. Weiter ist zu klären, welche Handlungen den Inhalt der „leeren" Worte bilden, auf die sie sich geeinigt haben *(Wie hört es sich an, wenn es „schroff" ist, oder wie sieht das aus?).*

Unserer Erfahrung nach können Aussagen, die Gegenseitigkeit und Bindung stärker beleuchten *(Es ist deutlich, daß Sie ähnliche Werte bezüglich des Lebensstils haben, den Sie beide wollen.)*, die gleichen positiven Erwartungen wecken wie ein guter ärztlicher Bericht. Ein Paar, das zu uns kam, erzählte uns von seiner Erfahrung in einer vorhergehenden Therapie. Sie hatten ihren Sohn zu einem am Ort wohnenden Psychologen gebracht. Der Psychologe sah einmal die ganze Familie und einmal das Kind allein. In der dritten Sitzung mit dem Paar allein sagte der Therapeut: „Ich möchte ja keine Bombe fallenlassen, aber ich glaube, daß Sie beide vielleicht einfach gar nicht verheiratet sein wollen." Wir waren völlig entsetzt, als wir hörten, wie die Geschichte dieses Therapeuten den Klienten zu einer Bürde wurde und wie sehr sie dadurch entmutigt wurden. Wir betrachten dies als ein iatrogenes (durch die Therapie verursachtes) Paarproblem. Als Therapeuten vergessen wir manchmal, daß wir einen ähnlichen Einfluß wie ein praktischer Arzt haben, wenn wir unsere Ansichten über die Welt unserer Klienten definieren. Wenn ein Arzt Ihnen gesagt hätte, daß Sie niemals wieder gesund werden, würde es Ihnen schwerfallen, sich gut zu fühlen. Wenn ein Paartherapeut einer Ehe Untergang und Elend voraussagt, muß ein Paar sehr beherzt sein, um solche Voraussagen zu überwinden. Das Paar, das diesen Psychologen aufgesucht hatte, kam zur Paartherapie zu uns. Da diese Ehe viele Stärken hatte, fühlte sich das Paar nach nur drei Sitzungen sicher, daß sie zusammenbleiben würden, und sie klärten ihre Kommunikationsprobleme.

Suchen Sie nach Gemeinsamkeiten, und machen Sie das Paar darauf aufmerksam. Besonders hilfreich ist es, wenn solche Gemeinsamkeiten Verhaltensweisen sind, wenn z.B. beide sich gern vor dem Fernseher zusammenkuscheln. Auch wenn solche Gemeinsamkeiten mehr im abstrakten Bereich, wie dem Wunsch nach einer glücklichen Ehe, liegen, können sie ein Anfang sein. Unserer Feststellung nach ist es um so wahrscheinlicher, daß die Therapie zu einer Herausforderung wird, je abstrakter wir beim Finden beidseitig übereinstimmender Ziele sein müssen. Wenn die einzige Gemeinsamkeit, die Sie zunächst herausfinden können, darin besteht, daß beide keinen Atomkrieg möchten, dann wissen Sie, daß Sie das Paar wahrscheinlich öfter als zwei oder drei Sitzungen lang sehen werden.

Das Wegfiltern schuldzuweisender oder provozierender Äusserungen

Wir sind beide entschlossen, zusätzlichen Schaden für das Paar in unseren Sitzungen zu verhindern. Sobald wir irgendeinen Hauch von Schuldzuweisung hören, versuchen wir dem zuvorzukommen.

Die Schuldzuweisung in eine Bitte um eine Handlung zu übersetzen nimmt dem Vorwurf die Spitze.

> Judy war schon einmal verheiratet und hatte zwei fast erwachsene Kinder. John war vorher nicht verheiratet, hatte aber ein adoptiertes Kind, das jetzt erwachsen war und eine eigene Familie hatte. Judy fühlte sich von John und seinem erwachsenem Sohn schroff behandelt und nicht in die Famlienpläne eingeschlossen. John protestierte: „Wenn sie nur nett zu meinem Sohn und seiner Frau wäre, wäre alles gut." Statt diese verschwommenen Ziele anzunehmen, begannen wir darüber zu verhandeln, wie „Nettsein" aussehen würde und was John tun könne, um eine Atmosphäre zu schaffen, in der Judy sich willkommen fühlt, wenn sie mit John und seiner Familie zusammen ist.

Paare geraten leicht in einen Kampf, ein Duell der Anschuldigungen: „Würde sie nur ..." und „Wenn er doch nur ..." Falls sie Kinder haben, kann man sie an das bekannte Dilemma erinnern, das mit der Frage, wer angefangen hat, verbunden ist. Kleine Kinder antworten auf den Satz „Sie hat zuerst gehauen!" oft mit „Aber er hatte mich so angestarrt!" Meistens räumt das Paar ein, daß sehr schwer zu sagen ist, wer zuerst was getan hat. Larry und Yvonne, die wir schon erwähnten, gestanden zu, daß sie nicht sagen könnten, ob Yvonne so empfindlich wurde, weil Larry sich so anders verhielt, oder ob Larry sich zurückzog, weil Yvonne so empfindlich war. Je länger die Ehe besteht, um so unmöglicher wird es, eine Aussage darüber zu machen, wer mit den Schwierigkeiten angefangen hat. Wir sagen: „Wir können selten feststellen, wer die Schuld an den nun bestehenden Schwierigkeiten hat, darum wollen wir uns darauf konzentrieren, Handlungen zu finden, die Ihnen jetzt vielleicht helfen können, sich zu versöhnen." Bill hat einen Lieblingssatz: „Niemand hat Schuld, und jeder ist verantwortlich." Wir schreiben diesen Satz manchmal auf ein Blatt Papier und geben es dem Paar mit nach Hause, damit sie es an einer gut sichtbaren Stelle aufhängen.

Um Schuldzuweisung oder rüdes Verhalten zu verhindern, rufen wir häufig einfach mitten in die negative Äußerung des Klienten hinein: „Stop!" Wir sagen etwas in der Art wie: „Was Sie jetzt gerade anfangen zu sagen, haben Sie schon zu Hause gesagt, und es hat Ihnen nicht weitergeholfen. Lassen Sie uns einen Weg finden, das zu sagen, was Sie sagen wollen, ohne daß Ihr Partner zum bösen Buben gestempelt wird." Dies wird von einer Geste mit der Hand begleitet, ähnlich dem Signal eines Schiedsrichters, der mitteilt: „Die Zeit ist um". Oder wir halten einfach unsere Hände hoch wie ein Polizist, der den Verkehr anhält; jede Geste betont nachdrücklich die Beendigung dieser Mitteilung. Wenn es Klienten in einer Sitzung mit Hilfe unseres Trainings lernen können, sich selbst zurückzuhalten, dann können sie diese Veränderungen gewöhnlich auf ihre Interaktionen zu Hause übertragen.

Schließlich gehört es, wie bereits erwähnt, zu unserem Plan, von der Schuldzuweisung (die vergangenheitsorientiert ist) zu den Zielen einer Person (die sie auf die Zukunft orientiert) zu kommen. Wenn wir sagen: „Da waren Sie verletzt, und Sie wünschten, Sie hätte statt dessen gesagt ...", nehmen wir dem Stachel der Schuldzuweisung die Spitze. Statt unsere Aufmerksamkeit auf Schuldzuweisungen zu fokussieren, bewegen wir uns in Richtung Lösung.

Die Stärken identifizieren: Was hat funktioniert?

Uns scheint, Menschen haben meist das Gefühl – welche Erfahrungen sie im Moment auch immer machen mögen –, als ginge es ihnen schon seit langer Zeit so, selbst wenn das gar nicht der Fall ist. Wenn wir glücklich sind, scheint es so, als seien wir schon lange Zeit glücklich. Sind wir in depressiver Stimmung, neigen wir dazu, auf die schlechten Zeiten in unserer Geschichte zu schauen, und empfinden dann, daß es uns schon lange Zeit schlecht geht. Wir versuchen die Leute von ihrem allumspannenden negativen Denken über ihre

Ehe dadurch abzubringen, daß wir fragen, wann es ihnen besser miteinander ging. Dies zielt nicht nur darauf ab, sie von dem Gedanken, alles sei negativ, abzubringen und ihnen eine positivere Sichtweise zu vermitteln, sondern es hilft uns auch festzustellen, was in der Vergangenheit funktioniert hat.

> Rae Ann und Jerry waren mit ihrer großen Mormonenfamilie sehr beschäftigt. Sie arbeiteten beide aktiv an ihrer Karriere und waren bis über beide Ohren mit kirchlichen Aktivitäten eingedeckt. Sie hatten ihre Beziehung seit langem auf Sparflamme kochen lassen. Wir fragten: „In welcher Zeit der Vergangenheit haben Sie gute Gespräche miteinander geführt?“ Sie fanden beide, daß sie die besten Gespräche während der langen Autofahrten von Omaha nach Salt Lake City hatten, um dort in den Tempel zu gehen. Wir empfahlen ihnen, dies zu nutzen und öfter in den Tempel nach Salt Lake City zu fahren, damit sie Zeit für gemeinsame Gespräche hätten. Sie sollten kürzere Autofahrten, zum Beispiel einen Ausflug in den Nachbarort im Herbst, um Äpfel einzukaufen, dazu nutzen, diesen guten Schwung in Gang zu halten. Sie fanden diese Empfehlungen sehr hilfreich und begannen ihre Aufmerksamkeit darauf zu richten, sich regelmäßigere Gesprächsmöglichkeiten zu schaffen.

> Karen und Earl hatten das Gefühl, sie würden sich voneinander entfernen. Karen wurde von einer Karriere aufgefressen, die sie nicht mochte, aber in der sie sich gefangen fühlte, weil sie viel Geld verdiente. Earl war Grundschullehrer. Er fand es sehr schwierig, Gespräche zu führen. Wir fragten die beiden, wann sie es in der Vergangenheit am leichtesten gefunden hätten, miteinander zu sprechen. Beide meinten, auf Spaziergängen hätten sie ihre besten Gespräche miteinander gehabt. Wir empfahlen ihnen, mindestens zweimal vor der nächsten Sitzung zusammen spazierenzugehen. Als sie das nächste Mal wieder kamen, berichteten sie, daß sie sowohl beim Spazierengehen wie auch zu Hause viel leichter miteinander ins Gespräch gekommen seien. Sie waren zu dem Schluß gekommen, ihre Ehe sei in Ordnung, und Karen war entschlossen, sich statt dessen auf ihre Unzufriedenheit mit der Arbeit zu konzentrieren.

In diesem Prozeß schauten wir auf die Ausnahmen vom Problem in der Zeit, als das Problem noch kein Problem war. Wenn wir nach Ausnahmen suchen, fragen wir manchmal nach einer früheren, liebevolleren Zeit in der Beziehung. Wir sagen vielleicht: „Als Sie sich damals ineinander verliebten, was für Sachen haben Sie da gemacht, die Sie jetzt nicht machen?“ Oft wird mit einer Anzahl romantischer Erzählungen geantwortet, aber manchmal erinnert man sich an verschiedene unterhaltende Aktivitäten. Die Lösung kann darin liegen, einiges von dem, was damals funktioniert hat, um sich ineinander zu verlieben, wieder zu tun. Das kann helfen, den romantischen Teil der Ehe zu revitalisieren.

Achten Sie sorgfältig darauf, nach Handlungen und nicht nach der Persönlichkeit oder irgendwelchen Bedingungen zu fragen, wenn Sie nach dem, was früher gut in der Beziehung war, suchen. Bill machte einmal den Fehler, ein Paar zu fragen, wovon sie sich bei ihrem Partner als erstes angezogen gefühlt hätten. Die Frau antwortete: „Sein Pick-up-Truck hat mich als erstes beeindruckt. Er hat ihn jetzt nicht mehr, und selbst wenn er ihn noch hätte, durch so etwas bin ich heute nicht mehr zu beeindrucken!“ So etwas beendet jedes Gespräch!

Manchmal fragen wir unsere Klienten, wenn sie anrufen, um die nächste Sitzung zu verabreden, ob ihnen in der Zwischenzeit aufgefallen ist, daß manches besser geht. Wenn ihre Antwort positiv ausfällt oder wenn bereits vor der ersten Sitzung irgend etwas mitgeteilt wird, was besser geworden ist, betonen wir, daß dies ein gutes Zeichen ist. Wir stellen häufig fest, daß Verbesserungen anfangen, sobald jeder darauf achtet, was die Beziehung verbessert.

> Chris und Tim kamen zum ersten Mal zur Therapie. Sie klagten über einen Mangel an Nähe und über zuviel Streit über die Erziehung der Kinder. Chris erwähnte, daß Tim, der gewöhnlich keinen Körperkontakt suche, viel zärtlicher gewesen sei, seit sie angerufen habe, um den Termin zu vereinbaren. Bill antwortete: „Ich denke, daß mehr Zärtlichkeit vielleicht etwas ist, was Sie sich wünschen, wenn Sie sagen, Sie wollen mehr Nähe. Hat das geholfen?“ Chris bejahte, daß sie sich Zärtlichkeit wünsche. Wir wiesen darauf hin, daß das Paar offensichtlich schon dabei war, sich in die richtige Richtung zu bewegen. Wir sprachen dann darüber, wie diese Entwicklung in Richtung mehr Nähe weiter verfolgt werden könnte.

In diesem Fall stärkten wir die Klienten durch unseren Hinweis, daß sie schon von sich aus positive Veränderungen in die Wege geleitet hatten. Manchmal reicht es schon, wenn der Therapeut das

Paar lediglich an die Dinge erinnert, die in der Vergangenheit gut geklappt haben. Mit einem kleinen Schubs beginnt das Paar dann, sich weiter in die richtige Richtung zu bewegen. Wenn wir die Stärken der Partner betonen und sie ermutigen, die Fähigkeiten, die sie schon besitzen, zu nutzen, machen sich ziemlich schnell Veränderungen bemerkbar.

Um die Stärken und Ressourcen, die das Paar besitzt, aber unterschätzt, ausfindig zu machen, fragen wir danach, was geschah, als alles noch besser ging. Wir haben positive, an Stärken orientierte Vorannahmen, und wir fragen nach den Ausnahmen von der Regel, die das Problem darstellt. Unsere Fragen und Stellungnahmen implizieren die Vermutung, daß das Paar Ressourcen für Veränderung hat.

Metaphern für ein neues Verstehen

Wie wir Geschichten aus unserer eigenen Beziehung erzählen, um Paare zu inspirieren, haben wir in verschiedenen Beispielen dargestellt. Wir erzählen auch Geschichten aus unserer eigenen Familie und Geschichten von den Beziehungen anderer Klienten und Freunde. Hier ist eine unserer Lieblingsgeschichten:

> Pats Eltern, Lofton und Jessie Hudson, standen kurz vor ihrer goldenen Hochzeit. Pat war gerade mit der Planung eines Festes beschäftigt, als Lofton, der alle öffentlichen Feiern verabscheute, sagte, er werde auf jeden Fall außer Landes sein, falls solch eine Party stattfände. Pat diskutierte die Angelegenheit mit Jessie, die meinte: „Das macht mir wirklich nichts aus, solange er mir ein Dutzend gelbe Rosen schenkt!“ Pat fragte: „Hast Du ihm das gesagt?“ Jessie verneinte. Zu Hause erzählte Pat ihren Kindern am Abendbrottisch davon. Pats Tochter Angie sagte: „Das hört sich an, als erwarte Großmutter, daß Großvater ihre Gedanken liest, und die sind ganz schön unleserlich!“

Wir nutzen diese Geschichte, wenn das Hindernis für Veränderung darin besteht, daß ein Partner vom anderen erwartet, daß er zum „erstaunlichen Kreskin“ wird (einem Unterhaltungskünstler, der „Gedanken liest“) und das tut, was der andere sich wünscht. Humor hilft den Klienten sich klar zu machen, daß die an den Partner gerichtete Erwartung, genau zu erahnen, was der andere will, nicht vernünftig ist. Wir räumen auch ein, daß man natürlich seinem Partner nicht immer und immer wieder die eigenen Wünsche mitteilen will, aber eine Übungszeit dürfte gerechtfertigt sein.

Nebenbei bemerkt, der Rest der Geschichte von Lofton und Jessie ist folgender: Pat erzählte Lofton, was Jessie wollte, und Jessie bekam ihr Dutzend gelbe Rosen (Triangulation und Verstrickung mit Happy-End!).

Eine andere Geschichte, die den Leuten hilft, sich in die richtige Richtung zu bewegen, handelt von einem Paar, das wir in Behandlung hatten:

> Dan und Jean waren seit 12 Jahren verheiratet. Dan war sehr romantisch, und Jean war eine sehr gut organisierte, ordentliche Person. Wir hatten als Aufgabe für die nächste Woche empfohlen, jeder sollte dem anderen in Videogesprächsform mitteilen, was er oder sie tun könne, was als „Liebesbeweis" angesehen würde. Dan wollte, daß sie ein Überraschungspicknick plant, ihn gelegentlich bei der Arbeit anruft und das Staubsaugen unterbricht, um ihn zu umarmen. Jean wollte, daß Dan ihr beim Geschirrspülen hilft und telefoniert, um das Wohnzimmer tapezieren zu lassen, und daß er morgens seine Barthaare aus dem Waschbecken entfernt, nachdem er sich rasiert hat. Unsere erste Aufgabe bestand darin, Dan dabei zu helfen, die Überzeugung abzulegen, seine Definition von Liebe sei die einzig gültige. Er akzeptierte schließlich, daß die „praktischen" Sachen seiner Frau genau wie seine „romantischen" Teil der Liebe sein können. Diese Aufgabe funktionierte so gut für beide, daß sie uns später erzählten, sie hätten eine Gewohnheit daraus gemacht, einander zu Beginn eines jeden Tages zu fragen, was sie heute für den anderen tun könnten, was für ihn ein Liebesbeweis wäre.

Wir erzählen diese Geschichte häufig Paaren, die sich gerade überlegt haben, was sie für den anderen tun wollen, um ihre Liebe zu zeigen. Wir hoffen dabei, daß sie das dazu anregt, liebevolle Gewohnheiten zu entwickeln, um auf lange Sicht, so wie Dan und Jean, Nutzen daraus zu ziehen.

Manchmal erzählen wir nicht richtige Geschichten, sondern benutzen metaphorische Interventionen. Eingeschlossen in diese Kategorie sind Rituale, Symbole (zur ausführlicheren Diskussion dieser Begriffe siehe Kapitel 6) und Analogien.

Bill arbeitete mit einem Paar, bei dem es zu körperlicher Gewalt gekommen war. Das Paar kam regelmäßig zu Bill, und die körperlichen Gewalttätigkeiten hörten auf. Ungefähr acht Monate nachdem die therapeutischen Kontakte beendet waren, kam die Frau allein zurück. Sie wünschte sich, besser mit den „Launen" ihres Mannes umgehen zu können. Sie sagte, sie habe ihren Mann nicht mitgebracht, weil sie dies als ihr Problem betrachte. Als Bill mit ihr das leere Wort „Launen" mit Inhalt füllte, hieß es, daß ihr Mann sie anschrie und mit häßlichen Ausdrücken beschimpfte. Bill meinte, daß das etwas war, was ihr Mann vielleicht ändern könnte. Sie aber war entmutigt und überzeugt, daß er eben so sei und sich niemals ändern würde. Sie war sicher, daß sie sich daran gewöhnen müsse, wenn sie mit ihm verheiratet bleiben wolle.

Bill hatte gehört, daß diese Frau eine ausgezeichnete Dressurreiterin war. Sie verdiente ihren Lebensunterhalt mit dem Trainieren von Rassepferden und hatte einen sehr guten Ruf in der Stadt. Er fragte sie, was sie tun würde, wenn man sie zu einem Pferd bringen würde, bei dem ein Training unmöglich sei. Sie schoß sofort zurück: „So etwas gibt es nicht, ein Pferd, das man nicht trainieren kann!" Als Bill sie fragte, wie sie schwierige Pferde trainiere, erzählte sie ihm, daß es vier einfache Prinzipien beim Training von Pferden gebe. Das erste sei die Auswahl einer Trainingsmethode, die funktioniert und die einem so angenehm ist, daß man sie durchgängig benutzen kann. Das zweite Prinzip bestehe darin, dem Pferd nur jeweils eine neue Sache in jeder Trainingsstunde beizubringen. Jeder Versuch, mehr hineinzupakken, verwasche das Lernen nur. Das dritte Prinzip sei, niemals ärgerlich mit dem Pferd zu werden und es nicht für nicht Gelerntes zu beschuldigen. Wenn man das tue, solle man die Trainingsstunde sofort beenden, denn wenn man sich festhake, lösche das die Effektivität des Trainings ebenfalls aus. Das letzte Prinzip sei, als Trainer manchmal die kleinen Kontrollen bei der Verantwortung für das Training ein bißchen aufzugeben. Die Frau erklärte, daß das Pferd manchmal mit ihr kämpfe und sie dann die Zügel fallen ließe. Dann würde das Pferd aufhören zu kämpfen, und sie könne Stück für Stück die Kontrolle wieder übernehmen.

Am Ende dieser kleinen Lektion sagte Bill zu ihr, sie wisse alles, was sie wissen müsse, um ihren Mann zu „trainieren", seine Launen nicht mehr an ihr auszulassen und respektvoll mit ihr zu sprechen. Ihr Gesicht hellte sich auf, und sie stimmte zu.

Dieser letzte Fall handelte von einer Analogie, dem Pferdetraining, mit der einer Frau geholfen wurde, eine Möglichkeit zu finden, ihre

Eheprobleme zu lösen. Sie wurde an einen Kontext erinnert, in dem sie kompetent war, und an Fähigkeiten, die sie von einem Gebiet auf ein anderes übertragen konnte (siehe O'Hanlon a. Wilk 1987; O'Hanlon a. Weiner-Davis 1988).

Die Veränderung der Sichtweise und des Handelns kann durch das Stellen von Aufgaben, durch Humor, durch die Veränderung von Mustern, durch Rituale und das Setzen von Grenzen und Konsequenzen gefördert werden. Diese Themen werden wir in den folgenden Kapiteln erörtern.

4. Das „Tun" der Situation des Paares verändern

Intervention ins Muster

Es war einmal ein Mann, der auszog, um Weisheit zu suchen. Er wollte wissen, wie es in der Welt zugeht, wie die Menschen sind und welche Weisheiten im Laufe der Geschichte der Welt zusammengetragen wurden. Er studierte und übte sich in den spirituellen Disziplinen verschiedener Kulturen. Er lernte und praktizierte körperliche Übungen wie Sport und Yoga. Er erforschte und meisterte viele akademische Wissensgebiete. Er begann mit den „harten Wissenschaften" wie Physik, Chemie, Geographie usw. Dann studierte und erlernte er einige der „weichen" Wissenschaften wie Ökonomie, Soziologie und Anthropologie.

Schließlich kam er zur Psychologie. In der Zwischenzeit hatte er es sehr gut gelernt, in jeder Wissenschaft die Spreu vom Weizen zu trennen, und so verlor er keine Zeit, direkt ins Herz der Psychologie vorzustoßen. Er wußte, daß in den weichen Wissenschaften viel spekuliert wurde, und er interessierte sich nur für die Aspekte der Psychologie, die auf empirischer Grundlage bewiesen und geprüft waren. Er fand ein Buch in der Bücherei, von dem er meinte, es sei genau das, was er brauchte. Es hieß: *Was die Psychologie bewiesen hat*. (Es war ein sehr dünner Band.) Nachdem er es gelesen hatte, stellte er fest: Die Psychologie hat im wesentlichen bewiesen, daß Ratten, die in ein Labyrinth gesetzt werden, lernen können, sich in diesem Labyrinth zurechtzufinden und sich daran zu erinnern, was sie gelernt haben.

Sie kennen das typische Rattenexperiment im Laboratorium. Das Labyrinth ist ein Irrgarten von Gängen mit vielen ausweglosen Seitenwegen und Sackgassen. Am Ende einiger Gänge gibt es Falltüren, die hoch- und runtergelassen werden können, um neue Ausgänge aus dem Irrgarten zu schaffen. Der Versuchsleiter setzt eine hungrige Ratte an den Eingang eines Labyrinths und legt ein Stück Käse an das Ende eines bestimmten Ganges, um festzustellen, wie lange die Ratte braucht, um durch den Irrgarten zu finden.

Bei einem bestimmten Experiment öffnet der Versuchsleiter die Falltür vor dem vierten Tunnel und legt dort den Käse hin. Nach vielen Fehlstarts und vergeblichen Versuchen überwindet die Ratte schließlich den Irrgarten und findet den Käse am Ende des vierten Ganges. Der Versuchsleiter zeichnet gewissenhaft auf, wie viele Versuche die Ratte machen mußte, bis sie den Irrgarten meisterte. Wenn die Ratte den Irrgarten kennt, kann der Versuchsleiter zeigen, daß das gelernte Verhalten ausgelöscht oder verlernt werden kann. Vielleicht legt der Versuchsleiter den Käse dieses Mal an das Ende des zweiten Ganges und schließt die Falltür vor dem Ende des vierten Ganges. Zuerst wird die Ratte zum vierten Gang rennen, nach dem Käse herumschnüffeln, nochmals die Schritte zurückverfolgen und wieder den Gang herunterrennen. Das wird sie eine Zeitlang tun, bis sie schließlich so hungrig ist, daß sie sich auf einen anderen Weg macht und endlich den Ausgang und den Käse am Ende des zweiten Tunnels findet.

Der Mann schloß das Buch über Psychologie und befand, daß ihm das wirklich nicht viel bei seiner Suche nach Weisheit hilft. Er hatte schon genug Weisheit gesammelt, um zu wissen, daß diese Experimente zeigten, daß Ratten klüger als Menschen sind. Ratten würden schließlich losgehen und nach dem Käse suchen, Menschen hingegen würden den vierten Gang wieder und wieder hinuntergehen und nach dem Käse suchen. Sie würden sich selbst die Geschichte erzählen, daß der Käse vorher hier an dieser Stelle lag, also müßte er jetzt auch hier liegen, daß der Käse in der Beziehung ihrer Eltern auch da gelegen hat, also müßte er für sie auch da liegen, daß sie in der Schule gelernt hätten, daß er da liegt, und daß sie daher hier an dieser Stelle bleiben würden, bis der Käse auftaucht. Tatsächlich stellen manche Menschen am Ende des Ganges sogar Liegestühle auf, um dort auf den Käse zu warten. Ratten sind nur auf den Käse aus. Menschen können jahrelang ihre Geschichten essen und Muster entwickeln, denen sie jahrzehntelang folgen, sogar wenn überhaupt kein Käse für sie dabei herausspringt.

Eine der wichtigsten Konsequenzen aus der Systemtheorie ist, Menschen nicht mehr als in ihren Eigenschaften gegeben zu betrachten, sondern als Teilnehmer an Mustern. Wir haben schon einige der Muster im Bereich der Sprache erörtert, der Muster von Sichtweisen und der Kommunikationsmuster, die Menschen benutzen. Der Prozeß, vieldeutige, schuldzuweisende und entwertende Äußerungen zu präzisieren und in Beschwerden über Handlungen, Bitten um Handlungen oder sinnvolles Lob umzugestalten, ist Teil der Veränderung solcher Muster von Sichtweisen. Hier wollen wir uns nun der Veränderung von „Handlungsmustern" zuwenden.

Intervention ins Muster: der Schmetterlingseffekt

Wir sehen das, was Paare miteinander tun, als veränderbare Muster, nicht als vorgegebene Bedingungen. Eine ähnliche Sichtweise wurde von dem Meteorologen Edward Lorenz vertreten. Er benutzte einen Computer, um die Wirkungen zu analysieren, die kleine Veränderungen auf die globalen Muster des Wetters haben können. Dabei stellte er fest, daß schon winzigste Veränderungen eine tiefgehende Wirkung auf ein so komplexes System wie das Wetter haben. Dieser Effekt erhielt den Namen „Schmetterlingseffekt". Lorenz formulierte es folgendermaßen: Schlägt ein Schmetterling in Brasilien mit seinen Flügeln, kann das in Texas einen Tornado erzeugen. Lorenz stellte fest, daß es Punkte der Ordnung – „seltsame Attraktoren" – gab, wenn er auf einem Computer scheinbar zufällige und chaotische Muster graphisch darstellen ließ. Sie organisierten das Chaos in wunderschöne Formen und Muster (Gleick 1987).

In der Therapie versuchen wir die „seltsamen Attraktoren" der Beziehungsmuster zu ändern, indem wir Veränderungen einführen. Wir finden die Ordnung im scheinbaren Chaos der Situation, wie sie uns der Klient anbietet, und stören systematisch diese ordnenden Muster.

Paare entwickeln Gewohnheiten und Muster, die zu einer Art Tanz werden. Wir versuchen ihnen dabei zu helfen, neue Schritte für diejenigen Tänze zu finden, bei denen sie sich gegenseitig auf die Füße treten. Wir haben keine bestimmte Erklärung für die Entstehungsweise dieser Tänze oder dafür, was sie am Leben erhält. Diese Muster sind lediglich das, was die Leute miteinander tun. Wir sind viel mehr daran interessiert, die Tänze zu verändern, welche die Paare verändern wollen, als herauszufinden, wo das Paar sie zu tanzen gelernt hat.

Die Identifikation und Veränderung von Regelmässigkeiten

Wir bemühen uns, durch die Videogesprächsform oder durch Beobachtung irgendwelche Regelmäßigkeiten der Interaktionsmuster, die im Zusammenhang mit dem vom Paar vorgebrachten Beziehungsproblem stehen, zu identifizieren. Wir suchen nach allem, was sich wiederholt und durch direkte Handlungen der Partner verändert werden kann. Bei Mustern, die sich außerhalb der Sitzung zeigen, suchen wir nach Regelmäßigkeiten in der Zeit, des Ortes, des körperlichen Verhaltens (wie Gesten, Gesichtsausdruck), des Klangs und der Lautstärke der Stimme, der Stimmlage, der Ausdrucksweise oder in jedem anderen gleichbleibenden Teil des problematischen Musters. Muster, die sich in den Sitzungen zeigen, umfassen all das Genannte, wenn man einmal von Verhaltensweisen absieht, die an eine bestimmte Zeit und einen bestimmten Ort gebunden sind.

Pat arbeitete an einer Situation, bei der eine Frau ihren Mann regelmäßig anschrie und solch schrecklich nette Sachen zu ihm sagte wie zum Beispiel: „Ich hätte Lust, dir die Eier abzuschneiden!" (Wir wissen nicht, wie Sie das empfinden, aber wir finden das ziemlich schrecklich.) Als Pat dann einmal mit dem Mann allein sprach, fragte sie ihn, was er denn gewöhnlich mache, wenn seine Frau ihn so anschimpfe. Er antwortete, er stehe einfach nur still da. Pat regte ein paar neue Möglichkeiten an. Er könnte sich den Finger in der Hals stecken und sich übergeben. Das wäre einmal etwas anderes, sagte sie. Er meinte, daß ihm das nicht gefiele. Oder er könnte sich unter dem Tisch verstecken. Das fand er gut und verhielt sich dieser Idee entsprechend. Seine Frau warf dies völlig aus der Bahn. Sie hörte auf, ihren Mann anzuschreien, und fragte ihn, was er da tue. Pat schlug vor, daß er sich eine Wasserpistole besorgen solle und auf seine Frau schießen solle. Als er das tat, fing seine Frau an zu lachen, und begann spielerisch mit ihm umzugehen, Geschrei und Zorn verschwanden. Pat schlug ihm auch vor anzukündigen, daß er für eine Stunde weggehen würde. Das unterbrach das Gezeter. Pat war sehr erstaunt darüber, daß er seiner Frau niemals gesagt hatte, wie sehr ihn ihre verbalen Attacken verletzten, wie er es im Gespräch mit Pat geäußert hatte. Obwohl er nun über 20 Jahre lang diesen Schmerz ausgehalten hatte, den seine Frau, immer wenn sie sich aufregte, ihm mit ihrem verletzenden Geschrei zufügte, hatte er seiner Frau nie gesagt, wie weh sie ihm damit tat. Als er seiner Frau dies mitteilte, machte auch das einen Unterschied im Muster. Als der Ehemann ein Jahr später zu einer beruflichen Beratung wiederkam, berichtete er, daß die verbalen Angriffe vollständig aufgehört hätten und daß die Eheleute ein besseres Team geworden seien.

Die Veränderung von Muster wird Musterintervention genannt. Ihr Ziel ist, einen kleinen Teil eines sich wiederholenden Aspektes im Verhalten des Paares zu modifizieren, indem man das Muster verändert oder ihm etwas hinzufügt. Es gibt vier Aspekte, die wir verändern können: die Ausführung, der äußere Rahmen, der Ablauf oder die Interaktion. Im eben beschriebenen Beispiel wurden Ablauf und Interaktion verändert. In dem jetzt folgenden Beispiel wird die Ausführung geändert, was den Ablauf ebenfalls beeinflußt.

Bill arbeitete mit einem Paar, welches als Problem das prämenstruelle Syndrom (PMS) der Frau angab. Die Frau wollte hypnotisiert werden, um die Symptome des PMS loszuwerden. Als Bill fragte, wie sie darauf kämen, daß sie PMS habe, erzählten sie Horrorgeschichten über ihr Verhalten vor der Menstruation. Ihren eigenen Angaben nach habe sie dann einen boshaften Gesichtsausdruck (sie hatte in den Spiegel geguckt, und ihr Mann war der gleichen Meinung). Sie gerate ohne Provokation seitens ihres Mannes oder ihrer Kinder aus dem Häuschen und würde sogar gewalttätig (sie hatte einmal das Telefon aus der Wand gerissen – es war der alte Typ, der fest angebracht war – und es in einen Stereolautsprecher geschmissen). Außerdem fühle sie sich gespannt und körperlich schlecht (sie erhielt gegenwärtig eine Hormonbehandlung, die ihr von ihrem Arzt verschrieben wurde). Das Paar beschrieb, die Familie habe sich in Lager gespalten: Mutter gegen Vater und Kinder, da er die Kinder gegen ihre heftigen Gefühlswallungen beschütze.

Vor diesem Hintergrund war Bill doch einigermaßen überrascht zu hören, daß die Frau, die in einem Bekleidungsgeschäft arbeitete, keine dieser Verhaltensweisen bei der Arbeit an den Tag legte, obwohl sie sich auch dort während der Zeit ihres PMS körperlich schlecht fühlte. Er bat die Frau, im nächsten Monat eine Tabelle über ihr „PMS"-Verhalten zu führen. Er äußerte auch, die Familie sei zum Teil deswegen in Lager gespalten, weil die Kinder und der Ehemann nie wüßten, wann die Mutter einen Ausbruch habe, da sie nicht bei jedem Menstruationszyklus ein PMS habe.

Bill war aufgefallen, daß die Ehefrau sehr schick gekleidet war. Er fragte sie, ob sie irgendein Kleidungsstück besäße, in dem sie sich albern oder dumm vorkäme, wenn sie es trägt. Sie antwortete, sie habe einen Hasenschlafanzug mit Füßen und Schwanz, den ihr ihr Mann vor ein paar Jahren zum Spaß geschenkt habe, den sie aber nie getragen habe. „Perfekt!" meinte Bill. Er empfahl, sie solle, wenn sie schwere PMS-Gefühle habe, sofort wenn sie von der Arbeit nach Hause käme und noch zu keinem ein Wort gesprochen habe, als Signal für ihre Kinder und ihren Ehemann in ihr Zimmer gehen und diesen Hasenpyjama anziehen. Dieser Gedanke belustigte beide Eheleute.

Als sie einen Monat später wieder kamen, berichtete die Ehefrau, sie sei jetzt überzeugt, daß ihr Verhalten nur teilweise mit ihren PMS-Gefühlen in Zusammenhang stünde, da es zu verschiedenen Zeiten während ihres Zyklus aufträte. Es waren auch neue Dinge in der Familie geschehen. Wenn die Mutter aus ihrem Zimmer herauskam, gekleidet in diesen Hasenpyjama, nahmen Kinder und Mann Reißaus, immer im Bewußtsein, daß sie jeden Moment explodieren könnte. Meistens explodierte sie gar nicht. Weil sie sich in diesem Pyjama so absurd vorkam, fiel es ihr schwer, richtig wütend zu werden.

Wir legen den Schwerpunkt auf die Veränderung der Rahmenbedingungen eines Paares, indem wir herausfinden, wo das problematische Muster auftritt. Wir ändern dann den Ort. Wenn wir zum Beispiel feststellen, daß ein Paar sich meistens im Schlafzimmer streitet, sagen wir, das sei nicht die beste Idee. Dieser Raum solle gedanklich nicht mit Streit verbunden sein. Wie es denn wäre, wenn man den Streit ausschließlich in irgendeinem anderen Raum stattfinden lassen würde, z.B. in der Waschküche. Einer unserer Supervisanden ging noch einen Schritt weiter.

Einer von Bills Supervisanden erzählte ihm, daß er die Idee der Musterintervention ausprobiert habe und es habe geklappt. Als Bill ihn fragte, was er getan habe, antwortete er, er habe einem Paar, das ständig Streitgespräche führe, empfohlen, immer ins Badezimmer zu gehen, sobald ein Streitgespräch beginne. Im Badezimmer sollte der Mann ohne Kleidung auf der Toilette sitzen und die Frau mit Kleidung in der Wanne liegen. Beim nächsten Streit sollten sie die Plätze wechseln: der Ehemann angezogen in der Badewanne, die Ehefrau nackt auf dem Toilettensitz. Das Paar hatte berichtet, wann immer sie das versucht hätten, seien sie in Lachen ausgebrochen und der Streit sei vorüber gewesen. Bill war von der Kreativität seines Supervisanden beeindruckt.

Stereotypen herausfordern

Wie wir in vorhergehenden Kapiteln schon erwähnten, ist eine der Hauptschwierigkeiten, die wir in Beziehungen sehen, die stereotype Art eines oder beider Partner, den anderen zu beschuldigen oder die Möglichkeiten von Veränderung zu verringern. „Stereotyp" ist ein interessantes Wort, denn der Wortteil „stereo" beinhaltet, daß man dazu zwei braucht (wie beim Stereogerät: zwei Kanäle im Gegensatz zu mono: einem Kanal). Oft passiert folgendes: Eine Person charakterisiert die andere, und dies führt zu einer selbsterfüllenden Prophezeihung (oder auch zu einer eine andere Prophezeiung erfüllenden Prophezeihung).

Eine der Musterinterventionen, die wir versuchen, besteht darin, die etikettierte Person dazu zu bewegen, sich auf eine Art und Weise zu verhalten, die das Etikett in Frage stellt. Es verändert gleichzeitig das Verhalten und die Sichtweise. Um es noch einmal zu sagen: Darin spiegelt sich unsere Ansicht, daß solche Etiketten keinen Hinweis auf genetische Merkmale oder persönliche Charakterzüge darstellen, sondern daß es Verhaltensweisen und Gewohnheiten sind, die verändert werden können.

Ein Paar ersuchte Pat um Hilfe. Die Frau entschied, die erste Sitzung allein mit Pat abzuhalten. Sie wollte ein paar Dinge sagen, bevor die Eheleute gemeinsam zu Pat kämen. Der Ehemann rief vor der ersten Sitzung bei Pat an, um ihr mitzuteilen, was immer seine Frau sagen würde, er wolle die Ehe retten und sei willens, alles zu tun, damit seine Frau und er beisammenblieben. Als die Ehefrau zur ersten Sitzung kam, sagte sie, daß sie kaum Hoffnung bezüglich ihrer Situation habe und daß sie Pat das wissen lassen wollte, bevor sie sie beide zusammen sehen würde.

Das Problem sei, sagte sie, daß ihr Mann ein Weichling sei. Als Pat nach ein paar Beispielen fragte, sprach die Ehefrau über die vielen Male, bei denen sie böse auf ihren Mann war und er alles und jedes täte, um sie zu beruhigen und zu versöhnen, damit sie nur ja nicht mehr ärgerlich auf ihn sei. Oft würden sie seine Versuche, sie zu besänftigen, noch ärgerlicher machen, was wiederum seinerseits zu verzweifelteren Versuchen, sie zufriedenzustellen, führe. Manchmal käme sie nach einer ihrer Unstimmigkeiten von der Arbeit nach Hause, und er habe das ganze Haus geputzt und ihr einen besonderen Genuß vorbereitet, meistens ein Dessert. Viele Frauen wären darüber erfreut, das wüßte sie, aber für sie wäre das nur ein weiteres Zeichen für die Unfähigkeit ihres Mannes, mit ihrem Zorn umzugehen. Er war ein Weichling, geboren als Weichling, und als Weichling würde er sterben, um es mit ihren Worten zu sagen. Er könne nicht mit Wut umgehen und sich ihr nicht entgegensetzen. Sie wäre es leid und wolle da heraus.

Pat wußte, daß der Ehemann, so verzweifelt, wie er bei seinem vorhergehenden Telefonanruf geklungen hatte, nach dieser ersten Sitzung wahrscheinlich wieder anrufen würde. Sie fragte daher die Frau, ob sie die Erlaubnis hätte, mit ihrem Mann über das, was sie in der Sitzung besprochen hätten, zu reden. Die Ehefrau willigte ein. Nicht überraschend rief der Mann gleich nach dem Ende der Sitzung an. Pat hatte bis zur nächsten Sitzung nur ein paar Minuten Zeit und sagte zu ihm, seine Frau habe ihn als einen Weichling charakterisiert. Er wisse das, sagte er, aber er frage sich, was er tun könne, um dieses Stereotyp zu verändern. Pat empfahl ihm, sich bis zur nächsten Sitzung (in zwei Wochen) in jeder Hinsicht so zu verhalten, daß sich sein Image als Weichling in Luft auflöse.

Als sie beide zur nächsten Sitzung kamen, erzählten sie folgende Geschichte. Eines Tages gerieten sie in ein schwieriges Gespräch, das mit der Zeit immer hitziger wurde. Sie versuchten zu einer Lösung zu gelangen, aber die Ehefrau mußte dann gehen, da sie in der Nachmittagsschicht arbeitete. Als sie von der Arbeit nach Hause kam, setzen sich die beiden wieder zusammen und diskutierten. Sie gerieten in Streit. Der Ehemann hob seine Hand und sagte seiner Frau, sie solle die Augen schließen, er habe ihr eine Überraschung gemacht, die er jetzt für sie aus der Küche holen wolle. Sie war frustriert. Da war es wieder: das alte Muster. Er versuchte ihren Ärger zu vermeiden, indem er sie beschwichtigte. Er bestand darauf, und so schloß sie pflichtgemäß die Augen. Das nächste, an das sie sich erinnerte, war, daß er ihr eine Bananencremetorte ins Gesicht schmiß. Zuerst war sie geschockt und ärgerlich, aber nach einer Minute begann sie zu lachen, amüsiert und erstaunt darüber, daß er so etwas machen konnte. Es entsprach in keinster Weise seinem Charakter. Das war natürlich nicht das Verhalten eines Weichlings, allerdings auch nicht gerade das Verhalten, das sich die Ehefrau wünschte. Es hatte dem Zweck gedient, der Frau zu zeigen, daß ihr Mann sehr wohl in der Lage war, sich anders zu verhalten.

Pat half ihnen einige Verhaltensweisen auszuhandeln, die nicht die eines Weichlings waren und welche die Ehefrau sich von ihrem Mann wünschte. Diejenige, die für sie den bedeutendsten Unterschied machte, war, daß er ihr gegenübersteht und seine Zehen die ihren berühren, während sie 15 Minuten lang streiten. Er tat das, und die Annahme, Weichlichkeit sei in seinen Genen verankert, war für sie schnell widerlegt. Dies löste nicht alle ihre Beziehungsprobleme, aber es führte ein gutes Stück weiter auf dem Weg, sie zu überzeugen, daß er in der Lage war, sich zu verändern, und daß die Sache es wert war, bei ihm zu bleiben und an der Ehe zu arbeiten.

Folgen wir dieser Idee, dann kann auch eine einzelne Person Veränderungen im Tanz der Beziehung vornehmen. Es sind vielleicht zwei Leute nötig, um den Tango zu tanzen, aber es wird schwer, Tango zu tanzen, wenn eine Person mit Foxtrottschritten beginnt. Manchmal finden wir nur bei einem der Partner Gehör. Der andere lehnt es ab, an den Sitzungen teilzunehmen, oder ist aus dem einen oder anderen Grund nicht verfügbar. Wir werden Situationen, in denen es um äußersten Widerstand und verletzendes, gefährliches Verhalten geht, in Kapitel 8 behandeln. Hier diskutieren wir Situationen, die nicht ganz so schwerwiegend sind.

Noch einmal: Das wichtigste ist, den Fokus darauf zu setzen, was eine Veränderung bewirken kann, und nicht darauf, wer anzuklagen ist oder das Beziehungsproblem verursacht hat. Wir glauben, jeder Partner kann Veränderungen in den Mustern bewirken, egal wie das Problem entstanden ist.

Wie helfen wir den Klienten, dies zu tun? Eine Methode ist, sie für uns Informationen sammeln zu lassen, da wir in unserer Praxis Beziehungsmuster nie direkt beobachten können. Wir helfen unseren Klienten, die Videogesprächstechnik zu verwenden, um uns die typischen Sequenzen und Muster um das Problem herum zu beschreiben. Zusammen mit unseren Klienten entwerfen wir dann ein paar neue Handlungen und Redeweisen, die sie ihrem Partner gegenüber benutzen können und die wahrscheinlich das Muster verändern.

Wir können dann den einen Partner veranlassen, ein paar neue Handlungsweisen auszuprobieren, welche die stereotypen Handlungsmuster des Paares aufbrechen. Der obenbeschriebene Fall, in dem Pat dem Mann half, sein Muster und das seiner Frau, die ihn mit schrecklichen Worten beschimpfte, zu verändern, ist ein gutes Beispiel dafür.

Manchmal wirkt es schon verändernd, wenn wir der Person in unserer Praxis helfen, spezifische Klagen und Bitten zu äußern und es zu unterlassen, dem anderen bestimmte Eigenschaften zuzuschreiben und ihn anzuklagen. Oder wir trainieren den einen Partner, um mehr Klagen, Bitten und Lob in Videogesprächsform vom anderen Partner zu bekommen.

Pat saß beim Mittagessen mit einer Freundin zusammen. Die Freundin erzählte ihr, ihr Mann sage, sie meckere immer. Pat empfahl ihr, ihren Mann zu bitten, er möge ihr den Unterschied zwischen meckern und jemanden um etwas bitten erklären. Pats Freundin ging es sofort besser, denn sie wußte, ihrem Ehemann war es wichtig, fair zu sein, und diese Idee würde bei ihm funktionieren.

Obwohl wir es auch unterstützen, wenn nur ein Partner zur Therapie kommt, um eine Zwei-Personen-Beziehung zu verändern, haben wir ein paar Empfehlungen, um den fehlenden Partner zur Mitarbeit zu ermutigen.

Während eines Abendessens mit Freunden gerieten wir in eine Diskussion darüber, wer von uns sich welcher Art der Therapie in der Vergangenheit unterzogen hatte. Es war klar, daß es Pat leichter fiel, um Therapie nachzusuchen, als Bill. Jemand fragte Bill, wie er sich fühlen würde, wenn Pat in Therapie ginge. Er antwortete, er hätte Angst, daß herauskommen würde, daß er der Böse sei. Vielen Leuten geht es da ähnlich. Wir haben unzählige Geschichten von Beziehungen gehört, bei denen die Teilnahme an einer Therapie die Situation verschlimmerte. Da wir uns gut in Leute, die zögern, zur Therapie zu kommen, einfühlen können, haben wir drei Strategien entwickelt, um einen widerwilligen Partner zu ermutigen, mit zur Therapie zu kommen: Beeinflussung durch den Partner, der bereits in Therapie ist, Überredung durch den Therapeuten und Angst.

Der Partner, der in Therapie kommt, kann den abwesenden Partner beeinflussen, wenn er ihm deutlich macht, daß die Motivation für die Therapie die Liebe zu ihm ist und die Therapie durchgeführt wird, um die Beziehung für beide so gut wie möglich zu machen. Der Therapeut kann sicherstellen, daß der Partner, der zur Therapie kommt, dem anderen erzählt, der Therapeut würde verstehen, daß keiner von den Partnern sich seit längerem geliebt gefühlt habe und daß er hoffe, das für beide zu ändern.

Lyn und Scott waren seit acht Jahren verheiratet. Beide hatten sich sehr stark mit ihrer Karriere beschäftigt. Den Wunsch nach Kindern hatten sie auf später verschoben. Lyn kam allein zur Therapie. Sie sagte, sie sei der Meinung, sie hätten eigentlich zusammen kommen sollen, doch Scott glaube, jeder solle in der Lage sein, die eigenen Probleme allein zu lösen. Scott war Buchhalter, deshalb baten wir Lyn, ihn zu fragen, ob er glaube, daß die Leute in der Lage sein sollten, ihre eigenen Buchhaltungsprobleme allein zu lösen. Lyns Schilderung nach hatten sie die Nähe zueinander vernachlässigt, deshalb baten wir sie, gleich an diesem Abend einige der im Gespräch herausgefundenen intimen Handlungen auszuführen, mit denen sie Scott wissen lassen konnte, wie sehr sie ihn liebte. Bei der nächsten Sitzung erschien Scott.

Betont man sofort die positiven, liebevollen Handlungen anstelle der konfrontativen, kann der anwesende Partner den abwesenden oft überzeugen.

Direktes Überreden durch den Therapeuten kann einen widerstrebenden Partner ebenfalls in die Therapie bringen. Pats Vater Lofton war darin besonders geschickt. Mit seiner sanften, befehlenden Stimme und einem leichten Südstaatenakzent telefonierte er mit dem widerwilligen Partner und sagte in etwa: „Ich brauche ein vollständiges Bild darüber, woran ich arbeite. Ich weiß, daß es von jeder Geschichte zwei Seiten gibt, und wenn ich Sie wenigstens bei einer Sitzung dabei haben kann, würde mir das helfen, die Situation zu verstehen. Sie müssen nichts von sich erzählen, wenn Sie nicht wollen." Diese Methode funktionierte bei ihm gut. Wir haben gelegentlich das gleiche mit einem Brief gemacht. Fast ausnahmslos sind widerstrebende Ehegatten willens wieder zu kommen, wenn sie einmal da waren und feststellten, daß sie nicht angeklagt oder entwertet werden.

Ein dritter Weg, einen widerwilligen Partner in die Therapie zu bekommen, ist Angst. Dies ist nicht unser bevorzugter Weg, er wird aber oft ohne unsere Einmischung benutzt. Wenn ein Ehegatte, der therapeutische Hilfe sucht, entmutigt ist und sich entscheidet, auszuziehen oder einen Anwalt aufzusuchen, um die Rechtslage zu klären, wird die Selbstzufriedenheit des fehlenden Ehegatten oft fortgespült.

Ob der unwillige Partner nun zur Therapie kommt oder nicht, wir unterstützen unsere Klienten dahingehend, klare Grenzen gegenüber verletzenden oder potentiell schädigenden Handlungen ihres Partners zu ziehen und einzuhalten. Da dies ausführlich in Kapitel 8 behandelt wird, gehen wir hier nicht weiter ins Detail.

Wir haben festgestellt, daß Veränderungen der Muster bei der Arbeit mit Paaren sehr wertvoll sind. Wir hoffen, dies für die Paare, die zu uns kommen, modellhaft darstellen zu können. Wenn die Videogesprächform in der Therapie nicht funktioniert, fokussieren wir auf die Intervention ins Muster. Funktioniert das auch nicht, nutzen wir die gegenseitige Beeinflussung. Wenn das nicht hilft, empfehlen wir Konsequenzen, welche die Ehegatten jeweils einander gegenüber ziehen können, usw. Die Veränderung von Mustern kann Paaren helfen und kann Therapeuten helfen, Paaren zu helfen.

5. Die Verordnung von Aufgaben

Veränderungen zwischen den Sitzungen

Aufgaben sind für unsere Art der Einzel- und Paartherapie von entscheidender Bedeutung. Seit wir in privater Praxis arbeiten, haben wir das Gefühl, daß Leute, die ihre Zeit und ihr Geld in eine Sitzung investieren, es verdienen, etwas anders machen zu können, wenn sie wieder nach Hause gehen. Auch meinen wir, daß sich Therapie lange Zeit um Einsicht und Verstehen bemüht hat und die Unterstützung der Klienten bei der Veränderung ihrer Situation ein bißchen zu kurz gekommen ist. Da wir beide hier gleicher Meinung sind, geben wir den Paaren unnachgiebig Aufgaben für die Zeit zwischen den Sitzungen.

Bei der Aufgabenstellung gibt es ein paar grundlegende Prinzipien und auch einige Kategorien, die Ihnen bei der Planung von Aufgaben und beim Nachdenken darüber helfen werden.

Allgemeine Leitlinien für die Verordnung von Aufgaben

In Kapitel 3, das von der Veränderung der Sichtweise handelte, und in Kapitel 4, in dem es um die Veränderung des Handelns ging, haben wir mögliche Aufgabenstellungen diskutiert. Aus der Planung solcher Hausaufgaben für den Klienten ergeben sich einige Beobachtungen.

Die Zuweisung von Aufgaben ist eine Möglichkeit, außerhalb der therapeutischen Sitzungen sofort etwas zu verändern. Man zeichnet eine Landkarte, um aktiv Veränderungen herbeizuführen. Wenn z.B. ein Paar sich nicht genug Zeit ohne die Kinder füreinander nimmt, kann die Empfehlung, den Zutritt zum Elternschlafzimmer ab 21.30 Uhr für die Kinder zu sperren, dem Paar eine Ahnung davon geben, wie es sich in Zukunft seine eigene private Zeit schaffen kann.

Aufgabenstellungen werden gemeinsam entwickelt und entstehen im gemeinsamen Gespräch

Wir werden oft von anderen Therapeuten gefragt, wie wir unsere Klienten dazu bringen, die Aufgaben, die wir ihnen stellen, auch auszuführen. Darauf antworten wir erst einmal, daß diese Aufgaben nicht allein die Idee des Therapeuten sind, sondern daß sie zusammen mit dem Paar festgelegt werden. Obwohl es Aufgaben gibt, die wir häufig stellen, ergeben sie sich aus dem Gespräch mit dem Paar, so daß sie auf das jeweilige Paar zugeschnitten sind und mit ihm zusammen erarbeitet werden. Die Aufgabe, einander drei Dinge zu sagen, die in dieser Woche für den anderen einen Liebesbeweis darstellen würden, wird zum Beispiel häufig von uns gestellt, aber durchaus nicht immer. Sind die Partner z.B. getrennt, wählen wir vielleicht eine Aufgabe, bei der die Aufmerksamkeit darauf fokussiert ist, was geschehen müßte, damit sie unter einem Dach leben könnten.

Diese Aufgaben folgen den gleichen Prinzipien, die wir den Paaren in der Therapie vermitteln, wenn es darum geht, dem anderen gegenüber präziser zu sein. Jede Bitte, die zum Teil einer Aufgabe gemacht wird, muß in der Videogesprächsform gestellt werden.

Als Linda und Ray zu uns in Therapie kamen, lebten sie seit drei Monaten getrennt. Es war bei beiden die zweite Ehe. Während der letzten zwölf Jahre lebten ihre sieben Kinder, davon ein gemeinsames, mit ihnen zusammen. Es war schwierig, die Kinder aufzuziehen, aber jetzt lebten nur noch zwei bei ihnen. Linda gab für ihren Auszug drei Gründe an: Erstens hatte sie das Gefühl, sie sei Ray nicht besonders wichtig; zweitens war sie der Meinung, daß Ray nicht verantwortungsvoll mit Geld umging; und drittens konnte sie das alte verlotterte Haus nicht leiden, das sie sich ausgesucht hatten, um alle diese Leute unter ein Dach zu bringen. Ray war in verschiedener Hinsicht in finanzielle Schwierigkeiten geraten. Er hatte ein Franchiseunternehmen übernommen, das sich nicht rentierte. Außerdem unterstützte er seine 43 Jahre alte Schwester. Linda mochte die Schwester, wollte aber, daß der Geldbetrag, den Ray ihr zur Unterstützung zukommen ließ, begrenzt würde.

Die Zuweisung der Aufgaben teilte sich in zwei Kategorien. Zuerst handelten wir einen spezifischen Geschäftsplan aus, dem alle zustimmten. Ray mußte den Wohnwagen verkaufen, den er als Investment erworben hatte. Er hatte schon eine zusätzliche Arbeit angenommen, um aus den Schulden herauszukommen und etwas mit dem Haus anzustellen. Er hatte die Idee, das Haus, in dem sie lebten, abzureißen und ein neues Haus an dessen Stelle zu bauen. Als er dies in einer der Sitzungen äußerte, zeigte sich Linda von der Idee entzückt. Da noch einige Zeit bis zum Hausbau vergehen würde, einigten wir uns zuerst darauf, daß Ray den Wohnwagen in den nächsten zwei Monaten verkaufen sollte. Dies war machbar, und Ray machte sich sogleich ans Werk.

Die zweite Serie von Aufgaben betraf den Bereich gemeinsamer Aktivitäten. Die meisten Paare, die wir kennen, müssen daran arbeiten, Zeit füreinander zu finden, doch im Fall von Linda und Ray war dies ganz besonders schwer. Linda arbeitete in der Mensa einer Universität. Ihre Arbeit begann morgens um 5.30 Uhr. Ray arbeitete an Werktagen von 15.00 Uhr bis Mitternacht in einem großen Industriebetrieb. An den Wochenenden arbeitete er als Nachtwächter von 2.00 Uhr bis 10.00 Uhr. Das ließ nur wenig Möglichkeiten für eine gemeinsame Zeit. Sie einigten sich auf das Frühstück zweimal in der Woche. Dies und ein paar Telefonanrufe waren alles, was ihr Zeitplan zuließ. Trotz dieser überwältigenden zeitlichen Einschränkungen entwickelte sich bei Linda das Gefühl, von Ray geliebt zu werden, als Rays Handlungen zeigten, daß ihre Beziehung Priorität hatte.

Da es faktisch so viele unüberwindlich erscheinende Hindernisse gab, waren Verhandlungen die Voraussetzung für diese Aufgaben. Doch die kleinen Möglichkeiten, die sich eröffneten, machten einen Unterschied. Beachten Sie, daß die Konzepte des „Unverantwortlichseins“ und des „Sich-nicht-Kümmerns“ mit Hilfe der Videogesprächstechnik, obwohl es nicht ganz einfach war, in „Verkauf des Wohnwagens“ und „gemeinsam frühstücken“ übersetzt wurden. Dies wurde von uns allen gemeinsam gemacht und ausgehandelt, bevor es beschlossen wurde. Dieses Paar brauchte einige Monate und noch mehr Aufgaben, um wieder unter ein gemeinsames Dach zu ziehen. Sie blieben aber schließlich zusammen und waren froh darüber.

Wir haben viele Ideen für die Verordnung von Aufgaben, aber wir stellen oft fest, daß uns die Klienten die besten Ideen geben, wenn wir ihnen nur sorgfältig zuhören. Während der Sitzung mit einem Paar beklagte sich die Frau darüber, daß ihr Mann im allgemeinen nicht über seine Gefühle spricht. Hier folgt ein Auszug aus dieser Sitzung:

Ehefrau: Wissen sie, ein Großteil unserer Probleme ist dadurch entstanden, daß er mir nicht sagen wollte, wie er sich fühlt. Das ist oft sehr stressig, wie etwa letztes Wochenende. Wir zogen in unser Appartment ein, waren alle krank und erkältet und so. Er war irgendwie abwesend, und ich sagte: „Was ist los? Wie fühlst du dich? Wie geht es dir?" – „Alles in Ordnung. Mir geht's gut!" Und so weiter. „Wenn es nur einfach der Streß des Zusammenziehens ist, sag mir einfach, was du fühlst." Oft tut er das nicht. Er spricht nicht darüber ...
Ehemann: Meistens weiß ich als letzter, wie ich mich fühle!
Bill (lacht): Das klingt wie „Ich bin gespannt, wie ich mich fühle!" Und waren Sie während dieser letzten Gespräche, als Sie sich jede Nacht zusammengesetzt haben, eher in der Lage, etwas mehr über Ihre Gefühle zu sagen?
Ehemann: Manchmal.
Bill: Manchmal. Gut, dann brauchen Sie also ein bißchen Übung, damit Sie sich auf das, was Sie fühlen, einstellen können.
Ehemann: Ich brauche eine Art Trainingsprogramm oder so was, das mir dabei hilft.
Bill: Okay.
Ehemann: Ich bin in der Lage, mich hinzusetzen und zu schreiben. Das kann ich viel besser als reden.
Bill: Gut, in Ordnung. Wie wäre es, wenn Sie ein Tagebuch führen; als Vorbereitung für ihre nächtlichen Gespräche, als eine Art Olympiavorbereitung. Sie schreiben auf, was mit Ihnen am vergangenen Tag los war oder so. Es ist komisch, daß Sie das Schreiben erwähnten, denn manchmal, wenn ich mit Paaren arbeite, deren Gespräche festgefahren sind und die in ihrer Kommunikation miteinander wirklich blockiert sind, sage ich ihnen einfach: „Nehmen Sie ein Blatt Papier. Schreiben Sie auf, was in Ihnen vor sich geht oder was Sie sagen wollen. Sie haben dafür fünf Minuten Zeit (Sie stellen die Eieruhr oder schauen auf Ihre Armbanduhr). Dann reichen Sie ihr ein Stück Papier, und sie schreibt auf, wie es ihr geht, und dann nehmen Sie es zurück und reichen es ihr wieder und so weiter." Manchmal wollen die Partner vielleicht hin- und herschalten, weil sie sich ein bißchen besser mündlich ausdrücken kann und er besser schriftlich ..."
Ehefrau: In einer Art, irgendwie ... haben wir es so gemacht, nur um zu sehen, ob wir auf der gleichen Wellenlänge liegen, als wir

> wieder zusammenkamen. Bevor er wieder einzog, haben wir uns zusammengesetzt und niedergeschrieben, welches unsere kurzfristigen und langfristigen Ziele sind. Nur um zu sehen, ob wir auf der gleichen Wellenlänge sind.

Dieses Paar hatte gute Ideen darüber, was zu tun war. Der Ehemann gab an, daß er eine Übung braucht, die ihm hilft, seine Gefühle auszudrücken. Als Bill versuchte, sich eine kluge Aufgabe einfallen zu lassen, brachte ihn der Ehemann auf eine Idee. Er konnte sich hinsetzen und seine Gefühle aufschreiben, was für ihn viel leichter war, als darüber zu reden. Die Ehefrau berichtete dann, daß sie diese Technik schon früher benutzt hatten, um ihre Ziele aufeinander abzustimmen. Diese Art Aufgabe ist die beste, da wir bereits wissen, daß das Paar oder die Person die Fähigkeit hat oder gewillt ist, sie auszuführen und in die Anforderungen ihres Alltagsebens einzufügen.

Lade zu Bedenken ein und frage nach Hindernissen

Ein weiteres Prinzip bei der Gestaltung von Aufgaben ist die Einladung zu Bedenken. Wir fragen unsere Klienten häufig, was sie von der Ausführung der Aufgabe abhalten könnte. Manchmal sagen sie dann zum Beispiel, wenn ihr Kind am nächsten Tag in der Schule eine Arbeit schreibe und Hilfe beim Lernen brauche, dann könnte der Zeitpunkt 21.30 Uhr, an dem die Kinder das Elternschlafzimmer verlassen müssen, überschritten werden. Wir können dann Pläne für solche Gelegenheiten entwerfen, z.B daß für das Lernen nur eine halbe Stunde abgezweigt wird. Natürlich ist die beim Abendessen gestellte Frage: „Brauchst du heute abend bei irgendeiner deiner Hausaufgaben unsere Hilfe?“ ebenfalls eine ausgezeichnete Strategie. Fragen Sie nach Hindernissen und Einwendungen und kümmern Sie sich um sie, bevor das Paar geht, denn damit erhöhen Sie die Wahrscheinlichkeit, daß die beiden ihre Aufgabe ausführen.

Wenn wir den Partnern helfen wollen, eine nicht existierende oder schwierige sexuelle Beziehung wiederzubeleben, bitten wir sie oft, sich gegenseitig eine Körpermassage zu geben. Fragen wir nach Hindernissen bei der Ausführung dieser Aufgabe, sagen sie vielleicht, daß sie sich nicht sicher sind, allein sein zu können. So erfahren wir, daß ihre Schlafzimmertür nicht abschließbar ist, und wir müssen erst ein paar sehr praktische Dinge regeln, bevor wir erwarten können, daß sie die Aufgabe durchführen.

Wenn wir uns von den bloßen Berührungen im Sinne der Massage wegbewegen, tauchen manchmal andere Hindernisse oder Bedenken auf. So fühlen sich manchmal einer oder beide Partner durch die Frage gehemmt, ob eines ihrer Kinder, selbst wenn die Türen abgeschlossen sind, ihre sexuellen Geräusche hören könnte. Wir diskutieren die Möglichkeiten, mit dieser Sorge umzugehen. Eine häufige Lösung ist es, schöne Musik zu spielen, die laut genug ist, um die Geräusche zu übertönen. Eine andere Möglichkeit mag sein, die Kinder zu bitten, den Eltern etwas Ruhezeit zu gönnen und nicht in die Nähe ihres Schlafzimmers zu kommen.

Ein weiteres, häufiges Hindernis ist die Feststellung einer Person, sie oder er fühle sich dem anderen nicht nahe genug, um intime sexuelle Handlungen mit ihm zu wollen. Wir erkennen das an, indem wir sagen: „Sie fühlen sich jetzt dazu noch nicht bereit." (Beachten Sie das zuversichtliche Wort *jetzt*). Wir diskutieren dann, was er oder sie braucht, um sich zu solchen intimen Handlungen bereit zu fühlen.

Der experimentelle Rahmen

Wenn die Beziehung schon lange Zeit schwierig war, sind die Eheleute manchmal skeptisch in bezug darauf, daß irgend etwas die Situation verbessern könnte. Oft sagen sie: „Das wird nichts nützen. Wir haben schon alles versucht!" Deswegen bezeichnen wir die Aufgabe als Experiment, um zu sehen, wie es den Ehepartnern damit geht, auch wenn sie das früher schon getan haben. Mit der Betonung, dies müsse nicht für alle Zeiten getan werden, sondern daß damit zwei Wochen lang experimentiert werden soll, ist dem Widerstand gegen die Wiederholung von Handlungen entgegengesteuert.

Wir ermutigen diese Experimentierhaltung meist, indem wir sagen: „Ich bin gespannt, was passieren wird, wenn Sie in der Zeit zwischen dieser und der nächsten Sitzung mit folgendem experimentieren …" Hier stellen wir keine Forderung, sondern laden ein. Damit liefern wir auch ein Modell der Offenheit für Verhandlungen, von dem wir hoffen, daß die Eheleute es zusammen nutzen. Wir fügen hinzu: „Wir werden sehen, ob das funktioniert, und wenn wir uns dann in der nächsten Woche treffen, können wir alle eventuell nötigen Veränderungen vornehmen."

Packen Sie Erwartungen in Ihre Sprache

Eine weitere Methode, das Paar zur Ausführung der gestellten Aufgabe zu ermutigen, besteht darin, eine Sprache zu benutzen, die suggeriert, daß das Paar der Aufgabe nachkommen wird. „Ich möchte, daß Sie mir hinterher, *nachdem* Sie das getan haben, ganz genau erzählen, was passierte, als Sie die Aufgabe ausführten, so als hätten Sie es auf Video gesehen." Oder: „Wenn Sie sich täglich diese Zeit für sich ohne die Kinder nehmen, möchte ich gern, daß Sie verfolgen, wie oft Sie im Vergleich zu jetzt miteinander Sex haben." Eine Sprache, die voraussetzt, daß das Paar die Aufgaben ausführen wird, schafft eine Erwartung, welche die Durchführung der Aufgabe wahrscheinlicher macht (O'Hanlon 1987; O'Hanlon a. Weiner-Davis 1989).

Das Erzählen von Geschichten über andere, die durch die Ausführung von Aufgaben ein Problem erfolgreich gelöst haben, weckt nicht nur eine größere Bereitschaft, die Aufgabe auszuführen, sondern auch die Erwartung von Veränderung. Oft geben wir die Aufgabe, sich gegenseitig drei Liebesbeweise durch Handlungen zu liefern. Dann erzählen wir die Geschichte eines anderen Paares, das diese Aufgabe so hilfreich fand, daß die Partner einander jahrelang nach dem Aufstehen fragten, welchen Liebesbeweis sie sich geben könnten.

Verquickt man die hoffnungsvolle Erwartung mit einer Metapher, kann man etwa sagen: „Nachdem Sie diese spezielle Zeit miteinander verbracht haben, entdecken Sie vielleicht, wie es ist, wieder Liebende zu sein, etwas, das Sie beiseite geschoben haben, um Eltern zu sein." Manche Therapeuten, die noch unerfahren sind oder zuviel Respekt vor der Idee der Metapher haben, vergessen, daß eine einfache Analogie die Botschaft vermitteln kann. Ausgedehntes Wissen über die griechische Mythologie ist für die Paartherapie nicht erforderlich.

Ein anderes Mittel, Paare dazu zu bringen, gestellte Aufgaben zu befolgen, ist der Humor. Pat sagt manchmal zu Paaren, die nicht mitgezogen haben: „Ich wünschte, ich wäre reich genug, so viel Geld für eine Therapiesitzung zu verschwenden und dann den Rat zu ignorieren." Diese Art des Neckens kann die Sitzung aufheitern und

Nachdruck auf den entscheidenden Punkt legen, daß Veränderungen von den eigenen Anstrengungen des Paares abhängig sind.

Nachdem wir nun im einzelnen die Methoden der Motivation von Klienten zur Durchführung gestellter Aufgaben dargestellt haben, wollen wir uns nun die Typen von Aufgaben ansehen, die wir gewöhnlich in der Paartherapie verschreiben: die Intervention ins Muster, die Ausbildung von Fähigkeiten und Aufgaben, welche die Wahrnehmung verändern.

Typen von Aufgaben

Interventionen ins Muster

Interventionen ins Muster – Thema des 4. Kapitels – sind in unserer Art der Paartherapie von entscheidender Bedeutung. Paare verfallen oft in sich wiederholende Muster. Meistens stützen diese sich wiederholenden Muster die Beziehung, wie beispielsweise die routinemäßige Einleitung sexueller Aktivitäten, der Umgang mit den täglichen Aufgaben des Familienlebens und das Lösen von Konflikten. Gelegentlich gerät das Paar in ein Muster, das die Beziehung nicht fördert. Dann verwenden wir Interventionen ins Muster. Wir sagen den Paaren, der einzige Unterschied zwischen den alten Fußstapfen und einem Grab läge in den Dimensionen.

In der physiologischen Psychologie gibt es ein Konzept, genannt „reverberating circuits"; damit wird die Tendenz einer Menge von Neuronen bezeichnet, in ein Muster wiederholten Feuerns zu geraten. Es ist fast so, als wäre da im Gehirn eine feste Routine entstanden. Paare scheinen in ihrer Ehe in solche sich wiederholende Kreisprozesse zu geraten. Einen Weg zu finden, um diese Routine zu durchbrechen, entweder mit Humor oder einfach mit einer neuen Reaktion einer der beteiligten Personen, kann einen großen Unterschied bewirken.

Aufgaben, die Fähigkeiten schaffen

Am häufigsten bekommen Paartherapeuten die Klage zu hören: „Wir kommunizieren nicht miteinander." Kommunikations-, Konfliktlösungs- und Verhandlungsfähigkeiten aufzubauen ist ein Teil der Paartherapie. Die Zuweisung von Aufgaben eröffnet einen Weg, mit den Partnern genau festzulegen, was sie zu tun haben, um sich in neuen Fertigkeiten zu üben. Aufgaben, die Fähigkeiten schaffen, teilen sich in zwei Kategorien: (a) Aufgabenstellungen, die sich auf den *Prozeßaspekt* der Fähigkeit beziehen, die erworben werden soll, und (b) Aufgabenstellungen, die spezifisch für die Fähigkeit sind, die aufgebaut werden soll.

Beispielhaft für eine den Kommunikationsprozeß betreffende Aufgabenstellung ist die Aufforderung an die Ehepartner, ihre jeweiligen Klagen in Bitten an den Partner um das Gegenteil des nicht gemochten Verhaltens zu verwandeln.

Mike und Jill hatten einen Konflikt, bei dem es um ihre Tochter Lisa, einen Teenager, ging. Jill fand, Mike sei Lisa gegenüber zu lasch, und Mike war der Meinung, Jill „tobe", wenn es darum ginge, was er mit Lisa tun solle. Wir baten Mike, Jill darauf hinzuweisen, wenn sie das Verhalten zeige, das er „toben" nennt, und ihr Empfehlungen zu geben, was sie statt dessen sagen solle.

Wir nutzten das Feedback beider Ehepartner und sagten zu Jill: „Das nächste Mal, wenn Sie wütend auf Mike sind, weil er Lisa nicht gesagt hat, was sie zu erledigen hat, bevor sie zu ihrer Verabredung geht, bitten Sie ihn um folgendes: Er soll eine schriftliche Liste mit den Hausarbeiten erstellen, die Lisa zu erledigen hat, um sich das Recht aufs Ausgehen zu verdienen, und sie ihr zu übergeben. Er kann ihr dann sagen, daß diese Dinge noch gemacht werden müssen, bevor sie geht, und es ablehnen, mit ihr darüber zu diskutieren. Tun sie das alles, ohne Mike mit irgendwelchen Etiketten zu versehen." Diese Aufgabe würde Jills Drang zu „toben" umgehen.

Pat schreibt oft auf das Blatt mit der Aufgabenstellung: „Äußern Sie Bitten in der Videogesprächsform!", und bittet das Paar, dieses Blatt an den Kühlschrank zu heften. Im allgemeinen unterrichtet sie die Klienten eher über die Prinzipien, die den Prozeß verbessern, während Bill mehr Übungen mit den Klienten macht und nicht viel über allgemeine Prinzipien redet. Beide Methoden können funktionieren.

Manchmal fehlt einem der Partner die Motivation, eine Fähigkeit zu erlernen oder wieder zu erlernen.

Larry und Yvonne (siehe Seiten 43 und 46) hatten Konflikte über die Quantität und Qualität der Zeit, die sie gemeinsam miteinander verbringen wollten. Larry war ein Läufer und verausgabte sich gern körperlich. Yvonne hatte das Gefühl, Larry widme ihr nicht genug Zeit und sei nicht romantisch, wenn sie zusammen sind. Larry wollte, daß sie aufhörte, an ihm herumzumeckern, wenn er fortging, um zu arbeiten oder zu rennen. Um die Motivation beider Ehepartner zu erhöhen, verknüpften wir eine Aufgabenstellung im Bereich Zeit mit der Erlaubnis, trainieren zu gehen. Larry sollte sich täglich mit Yvonne eine halbe Stunde über ihren Tag und über seine täglichen Erlebnisse austauschen. Als Gegenwert für die Unterstützung sollte seine Frau sich nicht weiter über seine sportliche Lebensweise beklagen, solange seine Trainingszeit sich auf nicht mehr als acht Stunden wöchentlich ausdehnte.

Aus beiden Aufgaben ein Paket zu schnüren, so daß beide das Gefühl haben, etwas zur Lösung des Problems beizutragen, hat zwei Vorteile: Beide Partner haben das Gefühl, daß Sie als Therapeut sich die Zeit nehmen, auf ihre unbefriedigten Bedürfnisse einzugehen, und nicht Partei ergreifen. Außerdem wird die Durchführung der Aufgabe durch ein wenig Konkurrenz wahrscheinlicher. Die Klienten sehen dem Therapeuten in der nächsten Sitzung meist nicht gern in die Augen, wenn sie ihre Hälfte nicht erledigt haben.

Je länger die Schwierigkeiten bestehen, desto kleiner müssen die Schritte sein, um wieder zurück auf das richtige Gleis zu kommen.

Barb und Tom waren seit 18 Jahren verheiratet. Seit zwei Jahren hatten sie keinen Sex mehr miteinander. In früheren Ehejahren hatten sie es genossen, miteinander zu schlafen. Streitereien und ein Mangel an Aufmerksamkeit für ihre Beziehung hatten dazu geführt, daß sie seit langer Zeit keinen körperlichen Kontakt mehr zueinander hatten. Wir stellten ihnen eine Kommunikationsaufgabe zu Bitten und Klagen und die Aufgabe, sich beim abendlichen Fernsehen an den Händen zu halten. Wir hatten das Gefühl, wenn wir die Aufgabe stellen würden, miteinander zu schlafen, würde dies ignoriert werden. Die Aufgabe, Händchen zu halten, und in der nächsten Sitzung die Aufgabe, sich gegenseitig den Rücken zu kraulen, war dagegen ein kleiner Schritt, der ihnen helfen würde, Berührung wieder als angenehm zu empfinden.

Aufgaben, die die Wahrnehmung verändern

Aufgabenstellungen, die entworfen wurden, um die Aufmerksamkeit der Partner entweder auf einen Aspekt der Schwierigkeiten zu lenken, den sie noch nicht bemerkt haben, oder auf irgendeinen Aspekt ihrer Beziehung, der ihnen bisher entgangen ist, werden wahrnehmungsverändernde Aufgabenstellungen genannt.

> Zwischen LeAnne und Carl war es in der Vergangenheit zu Gewalttätigkeiten gekommen. Carl wurde ärgerlicher und ärgerlicher und verletzte LeAnne schließlich. Unter den vielen Maßnahmen, die wir mit diesem Paar durchführten, war eine Aufgabenstellung, welche die frühen Warnzeichen drohender Gewalt betraf. Wir fragten nach den frühesten Anzeichen dafür, daß die Situation außer Kontrolle geraten würde. LeAnne berichtete, Carl säße mit ausgestreckten Beinen auf dem Sofa, die Arme über der Brust verschränkt und seine Lippen aufeinander gepreßt. Carl hatte das bisher nicht bemerkt. Sie waren sich einig, daß der Weg zur Vermeidung einer Eskalation darin bestand, Carl in solch einer Situation eine Pause zu verordnen. Er solle das Haus für eine Stunde verlassen und sich beruhigen.

Diesem Paar half die Sensibilität für Fingerzeige auf der Wahrnehmungsebene, über die sie vorher noch nicht gesprochen hatten, und eine damit verbundene Aufgabe, den Kreislauf der Gewalt zu durchbrechen.

Eine andere die Wahrnehmung verändernde Aufgabenart, ist die Bitte an die Eheleute, zu versuchen den Partner dabei zu erwischen, wenn er etwas richtig macht (O'Hanlon a. Weiner-Davis 1989). Wir bitten sie manchmal, eine geheime Liste von den Dingen aufzustellen, die der Partner richtig macht, und diese Liste zur nächsten Sitzung mitzubringen. Das kreiert eine spielerische und lustige Atmosphäre. Manchmal kombinieren wir diese Wahrnehmungsaufgabe mit der Aufgabe, irgendwelche speziellen Dinge für den Partner zu tun und dann zu schauen, ob sie bei der nächsten Sitzung auf der Liste „Erwisch den Partner, wenn er etwas richtig macht!“ auftauchen.

Eine andere Möglichkeit, wie wir Wahrnehmungsveränderungen fördern können, illustriert ein Gespräch, das Pat mit einer Freundin über deren Ehemann führte.

> Rachel, eine Therapeutin, beklagte sich darüber, ihr Mann reagiere auf ihre Bitten so, als ginge es ihr hauptsächlich darum, ihn zu kontrollieren. Er erhebe meistens seine Stimme und sage: „Sag mir nicht, was ich zu tun habe!“ Pat fragte, ob er denn dann gewöhnlich

das, worum sie ihn gebeten habe, täte, auch wenn er vorgab, es nicht zu tun. Rachel schwieg einen Moment lang und ließ die letzte entsprechende Situation noch einmal im Geiste Revue passieren. Sie war sichtlich erleichtert, daß ihr Mann trotz seiner Drohung meistens tat, worum sie ihn gebeten hatte.

Handlungen sind üblicherweise in Beziehungen von größerer Bedeutung als Worte.

Wir sprachen schon darüber, daß wir unsere Aufgabe als Therapeuten darin sehen, Paaren zu helfen, ihre Sichtweisen und ihre Handlungen in problematischen Situationen zu verändern. Interventionen ins Muster und Aufgaben, bei denen man Fähigkeiten erwirbt, werden dazu benutzt, das Tun eines Paares zu verändern. Aufgaben, welche die Wahrnehmung verändern, und therapeutische Symbole und Rituale (spezielle Typen von Aufgaben, die wir so häufig verwenden, daß wir ihnen das ganze nächste Kapitel widmen) werden benutzt, um die Sichtweise der Paarprobleme zu modifizieren.

Welche Aufgaben auch immer verwendet werden, wir finden, daß es Teil einer guten Dienstleistung ist, den Klienten etwas an die Hand zu geben, was sie zu Hause tun können. Eine unserer Kolleginnen erwähnte, daß es ihr in der Sitzung mit dem Paar oft schwerfällt, sich eine Aufgabe auszudenken. Da sie gut Briefe schreiben kann, empfahlen wir ihr, den Paaren nach der Sitzung Briefe mit ihrer Aufgabenstellung zu schicken.

Natürlich funktioniert nicht jede Aufgabe, die man stellt. Aber die Eheleute werden wenigstens verstehen können, wie wichtig es Ihnen ist zu helfen, da Sie ihnen etwas Konkretes und Spezifisches zu tun aufgegeben haben und nicht nur verständig genickt und eine kluge Interpretation angeboten haben. Sich aus ehelichen Schwierigkeiten heraus*zudenken* dürfte unmöglich sein. Sich aus ihnen herauszu*arbeiten* hat größere Erfolgschancen.

Schriftlich gestellte Aufgaben sind machtvoller als nur verbale. Wir schreiben die Aufgaben nieder und geben dem Paar eine Kopie. Wir haben ein Formblatt, das wie ein ärztliches Rezeptblatt aussieht und bei dem man automatisch einen Durchschlag mit Kohlepapier hat. Unsere Verschreibung einer Aufgabe auf diesem Block führt meist zu der scherzhaften Frage: „Wo kann ich das einlösen?" Wir antworten: „In ihrer örtlichen Beziehung!" Das Blatt hilft nicht nur den Klienten, sich daran zu erinnern, was sie tun sollen. Die Kopie in unseren Unterlagen sagt uns präzise, für welche Aufgabe wir uns entschieden haben, und macht die weitere Durchführung widerspruchsfreier und genauer. Wenn Sie 20–30 Paare in der Woche sehen, sind die Blätter mit den Aufgabestellungen ein Muß. Eine Kopie des Formblattes, das wir am Hudson Center verwenden, finden Sie in Abb. 1.

Hudson Center
für Kurztherapie
(402) 330-1144

AUFGABENSTELLUNG

11926 Arbor St.,
Omaha, NE 681144,

KLIENT: ____________________

____________________   / /

THERAPEUT   DATUM

Abb.1 Das Aufgabenverschreibungsblatt des Hudson Centers

6. Offene Rechnungen

Die Nutzung von Ritualen und Symbolen zur Auflösung von Tragödien

Es gibt zwei unterschiedliche Arten von Ritualen. Zuerst einmal die täglichen oder speziellen Aktivitäten, mit denen Menschen regelmäßig beschäftigt sind. Beispiele dafür sind das gemeinsame Abendessen, das gemeinsame Lesen der Zeitung am Sonntag oder Feierlichkeiten an Festtagen. Diese Art Rituale vermittelt Stabilität angesichts der sich ständig ändernden Natur des Lebens. Mary Catherine Bateson (1989) schrieb: „Beziehungen brauchen die Kontinuität sich wiederholender Handlungen und eines vertrauten Raums fast so sehr, wie menschliche Wesen Nahrung und Schutz benötigen …" (S. 126). Die zweite Art Rituale besteht aus Zeremonien, die vom täglichen Leben abgehoben sind. Sie kennzeichnen gewöhnlich Übergänge. In unserer Arbeit mit Paaren benutzen wir beide Arten von Ritualen. Wir beleben regelmäßige Rituale wieder, welche von den Paaren vernachlässigt worden sind, und kreieren heilende Zeremonien, um wieder Bewegung in festgefahrene Paarbeziehungen zu bringen. Wir entwerfen therapeutische Rituale, um drei Ziele zu erreichen: um einen Übergang zu erleichtern, um Grenzen oder Beziehungen zu festigen oder um schmerzliche Ereignisse aus der Vergangenheit zu heilen.

Typen von Symbolen

Wenn wir ein therapeutisches Ritual entwerfen, wählen oder kreieren wir irgend etwas, das wir als Symbol – also als Objekt, das etwas anderes repräsentiert – verwenden können. Das Symbol kann etwas Unsichtbares vertreten, wie Gefühle, Situationen oder Beziehungen, oder etwas Konkretes, z.B. eine Person.

Ein Paar wurde immer wieder vom Geist des verstorbenen Ehemanns der Frau heimgesucht. Die Klientin verglich ihren neuen Ehemann ständig mit ihrem alten Ehemann. Wir waren der Meinung, sie müsse Trauerarbeit leisten, um ihren ehemaligen Mann ruhen lassen zu können. Pat hatte kurz zuvor an einem Workshop bei Jeff Zeig, einem ericksonschen Therapeuten, teilgenommen. Der hatte empfohlen, den Patienten als Symbol für ein Problem einen Stein mit sich herumtragen zu lassen und ihn dann zu bitten, sich des Steins zu entledigen. Ein Ritual, welches das Loswerden des Problems symbolisiert. Die Frau in Pats Fall legte besonderen Wert auf ihr äußeres Erscheinungsbild. Daher riet Pat ihr, in ein Geschäft für Edelsteine zu gehen und einen besonders attraktiven Stein, der ihre erste Ehe entsprechend gut repräsentieren würde, auszusuchen. Diesen Stein sollte sie dann mit sich herumtragen. Das Ritual, die Vergangenheit zur Ruhe zu betten, indem man symbolisch den Stein begräbt, wurde mit einigen typischen Interventionen kombiniert: der Förderung einer wirkungsvollen Kommunikation, der Übereinkunft darüber, das Thema „verstorbener Ehemann" zu beenden, und der Ausführung von Aufgaben, welche ihren Mann als Stiefvater und Ehemann stärken. Dies sollte ihren neuen Ehemann mehr in die Familie einbeziehen und ihm größeren Einfluß auf sie geben.

Wenn wir den Klienten helfen, ein passendes Symbol für ein therapeutisches Ritual auszusuchen, unterscheiden wir drei Arten von Symbolen: verbundene Objekte, erschaffene Objekte und Ikonen.

Verbundene Objekte

Verbundene Objekte sind Symbole, die körperlich mit der Person oder der Situation, für die der Klient eine Lösung sucht, im Zusammenhang stehen. Als wir eine Frau fragten, was ein gutes Symbol für ihren Ehemann, von dem sie sich auseinandergelebt hatte, wäre, wählte sie seinen Lieblingsgolfschläger. Andere Beispiele für Symbole, die körperlich im Zusammenhang mit einer Person stehen, sind Kissen, auf denen sie geschlafen hat, Kleidungsstücke oder Schmuck. Manchmal steht der exakte Gegenstand nicht zur Verfügung, dann kann ein gleichwertiger Gegenstand besorgt werden.

Ein Paar, das zu uns in Therapie kam, hatte sich wegen einer Affäre des Ehemanns mit einer Nachbarin getrennt. Der Mann hatte seiner Freundin eine Schlüsselkette geschenkt, die er nun nicht wiederbekommen konnte. Um dieser schmerzhaften Zeit mit einer Zeremonie ein Ende zu setzen, besorgte der Ehemann eine durchsichtige Schlüsselkette aus Plastik, die den Namen der anderen Frau trug, und gab sie seiner Frau. Sie zerschlug diese mit einem Hammer und fuhr dann mit ihrem Auto darüber (und gab damit ihrer Wut gründlich Ausdruck).

Erschaffene Symbole

Erschaffene Symbole können speziell für das Ritual hergestellt werden, sie können aber auch bereits existieren, wie beispielsweise Gedichte, Briefe, Bilder, Skulpturen der Situation oder Person oder sonst irgend etwas, das der Klient geschaffen hat. Eine unserer Supervisandinnen, Jan Jones, arbeitete mit einer Frau, deren sexuelle Beziehung von einem Inzesterlebnis mit ihrem Bruder während der Kindheit negativ beeinträchtigt war. Jan gab der Frau die Aufgabe, ihre Gefühle, die mit diesem Erlebnis zusammenhingen, in Bildern auszudrücken. Sie schuf sehr interessante Zeichnungen, die den Schmerz, den sie erlebte, als eine winzige, geschrumpfte Figur und ihre Wut als ein riesiges rotes Monster, das aus dem Zeichenblatt hervorsprang, zeigten. Dies illustriert den Prozeß, wie man den Klienten dazu bringt, ein Symbol zu entwerfen. Ist das Symbol erst einmal geschaffen, würden wir in solch einer Situation die Frau bitten, ein Ritual zu planen, um den Schmerz symbolisch in der Vergangenheit zurückzulassen.

Gibt es Probleme, die eine lange Zeit ungelöst geblieben sind, kann ein Fortsetzungsbrief (van der Hart 1983) ein besonders nützliches Symbol sein. Mit einem „Fortsetzungsbrief" meinen wir, daß jemand als tägliches Ritual einen Brief schreibt. Dieses Projekt kann eine Woche, einen Monat oder länger andauern. Das Gefühl des Klienten bestimmt, was noch Ausdruck finden muß und ob Tage, Wochen oder Monate nötig sind, um den Fortsetzungsbrief zu vollenden. Wir haben diese Aufgabenstellung oft benutzt, um Leuten zu helfen, die mit dem Verlust eines Angehörigen durch Tod oder Scheidung fertig werden mußten.

Jane und Will waren seit zwei Jahren verheiratet. Für beide war es die zweite Ehe. Janes Scheidung war sehr bitter, und beide Eheleute waren sich einig, daß Janes Wut auf ihren ehemaligen Mann die jetzige Ehe beeinträchtigt. Wir veranlaßten sie, sich vor das Bild ihres Exehemannes zu setzen und ihm täglich 30 Minuten oder so lange wie nötig einen Brief zu schreiben, bis sie das Gefühl hätte, daß sich ihre Wut ihm gegenüber zerstreut habe. Nachdem Jane drei Wochen lang geschrieben hatte, ging es ihr besser. Dann brachten wir Jane und Will dazu, eine Zeremonie zu kreieren, während der sie den Brief und das Bild als Symbol für den Ausschluß dieser alten Beziehung aus ihrer Ehe zerstörten. Nach der Zeremonie feierten sie.

Ikonen

Oft wird ein Bild der Person oder des Ereignisses als Symbol für die geschädigte Beziehung verwendet. Alles, was der betreffenden Person körperlich ähnelt, z.B. eine Büste oder ein Bild, bezeichnen wir als Ikonen. Gab es in einer Ehe einen Liebhaber, der einen Konflikt ausgelöst hat, so kann das Bild dieses Liebhabers als Symbol dienen, das in einem Ritual verwendet wird.

Meistens arbeiten Klient und Therapeut bei der Auswahl oder der Erfindung des Symbols, das die beste darstellende Wirkung hat, zusammen. Wenn der Therapeut der Meinung ist, es könne von Nutzen sein, daß der Klient das Symbol eine Weile mit sich herumträgt, dann sind Gewicht und Größe des Symbols wichtige Gesichtspunkte.

Typen von Ritualen

Nachdem ein Symbol gewählt wurde, helfen wir den Klienten, ein therapeutisches Ritual zu entwerfen und durchzuführen. Wir unterteilen die Rituale in sechs Kategorien: Rituale der Beständigkeit, Übergangsrituale, ein- oder ausschließende Rituale, Rituale, um etwas hinter sich zu lassen, Rituale der Reinigung und Rituale des Feierns (Imber-Black et al. 1988).

Rituale der Beständigkeit

Paare engagieren sich oft zu sehr für das Wohlergehen ihrer Kinder oder sind so stark mit ihrer Karriere beschäftigt, daß die eheliche Beziehung diesem Prozeß geopfert wird.

Ein Paar, mit dem wir arbeiteten, hatte fünf Kinder. Alle Kinder beteiligten sich an sehr zeitaufwendigen Aktivitäten wie Zeitungen austragen, einem Schwimmteam und Turnen. Die Ehepartner hatten kaum Zeit für sich als Paar, weil jede freie Minute von familiären Aktivitäten belegt war. Beide waren inzwischen davon überzeugt, daß der jeweils andere Partner kein Interesse an ihm habe. Vor der Paartherapie hatte die Ehefrau ein Alkoholproblem entwickelt, das erfolgreich stationär behandelt worden war. Der Ehemann war völlig in seiner Arbeit versunken. Ein wichtiger Teil der Heilung bestand darin, Zeit zu vereinbaren, die allein für die beiden Ehepartner reserviert war. Besonders wichtig war es, die Kinder wissen zu lassen, daß sie das Zimmer der Eltern ab 22.00 Uhr nicht mehr zu betreten hatten. Das Paar sollte zu diesem Zeitpunkt den Fernseher ausschalten und eine halbe Stunde lang miteinander reden. Sie vereinbarten außerdem, einmal in der Woche ohne die Kinder auszugehen.

Diese Art sich wiederholender Aktivitäten bewahrt die Kontinuität des Familienlebens und des Lebens als Paar. Pat hielt einmal einen Vortrag über Kommunikation, und sie erwähnte, wie wichtig es ist, daß Paare Zeit für sich allein haben. Danach kam eine Frau aus dem Publikum zu Pat und sagte: „Mein Mann und ich sind seit 25 Jahren verheiratet und haben drei Kinder. Jeden Donnerstag abend sind wir ohne die Kinder zum Essen ausgegangen. Wir führen eine gute Ehe, und die Donnerstage sind der Grund dafür.“

Damit eine Familie oder ein Paar das Gefühl der Stabilität erhält, ist es lebenswichtig, rituelle Zeiten und Aktivitäten zu haben, die das Gefühl geben, daß sie miteinander verbunden sind und die Beziehung durch diese Beständigkeit beschützt ist.

Die Frage der Zeit ist für viele Paare, die wir sehen, ein Problem. Wir geben ihnen oft Beispiele unserer eigenen Rituale der Beständigkeit. Als eines unserer Lieblingsbeispiele führen wir an, daß wir jeden Abend, wenn wir im Bett liegen, unsere Fälle und unsere täglichen Aktivitäten diskutieren. Ein anderes Ritual wird auf jährlicher und monatlicher Basis abgehalten. Unser Hochzeitstag ist der 23. Februar. Wir haben daher um diese Zeit zwei Rituale der Beständigkeit. Das erste besteht darin, sich jeden 23. eines Monats freizunehmen und diesen Tag zusammen zu verbringen. Das zweite erfüllt sich, indem wir jeden Februar eine Woche Ferien machen, um unseren Jahrestag zu feiern. Diesen zeitlichen Luxus können sich die meisten Paare vielleicht nicht erlauben, aber einmal im Monat allein essen zu gehen ist eine Möglichkeit.

Der machtvolle Einfluß von Ritualen der Beständigkeit wurde durch einige neuere Forschungsarbeiten, die sich mit Alkoholikerfamilien beschäftigen, hervorgehoben. Jane Jacobs und Steve Wolin von der George Washington Universität (1989) stellten fest: Ob eine Familie die Identität als Alkoholikerfamilie entwickelte und ob es in der nächsten Generation einen Alkoholiker gab, hing davon ab, wie stark Familienrituale wie Abendessen, Ferien und Feiertage von dem Familienmitglied durch das Alkoholproblem gestört wurden. Wenn die Rituale intakt gehalten wurden, war es weniger wahrscheinlich, daß sich in dieser Familie der Alkoholismus in der nächsten Generation fortsetzte. Es war auch weniger wahrscheinlich, daß sich die Familie selbst als Alkoholikerfamilie ansah. Die Arbeit von Jakobs und Wolin fokussierte auf die Neubildung von Familienritualen, die durch das schwere Trinken unterbrochen oder nicht weitergeführt worden waren. Rituale scheinen eine Art „Beziehungsklebstoff" darzustellen, der Paaren und Familien hilft in schwierigen Zeiten zu überleben und zusammenzubleiben.

Übergangsriten

Ein Übergangsritus hilft Menschen Rollen zu verändern. Das kann die Übernahme einer neuen Rolle oder das Ablegen einer alten sein. Ein Paar, das sein erstes Baby bekommt, macht von der Rolle als Ehepartner einen Schritt zur Elternrolle. Unsere Gesellschaft hat das Ritual von Geburtsvorbereitungskursen für angehende Väter entwickelt, um den werdenden Vater in den Geburtsprozeß einzubeziehen und gleichzeitig dabei den Übergang für beide Ehepartner zu erleichtern. Manche Paare bleiben in wenig hilfreichen Rollen stecken.

> Ein Paar, das uns aufsuchte, war in den Rollen der „zerbrechlichen Psychiatriepatientin" und des „beschützenden Ehegatten" festgefahren. Die Ehefrau hatte vor ein paar Jahren einen „Nervenzusammenbruch". Während dieser Zeit hatte sie eine ungeheure Menge Tabletten eingenommen. Jetzt fühlte sie sich wieder gesund und nicht länger als das schwache Geschöpf, das sie in jenen vergangenen, schwierigen Zeiten war. Der Ehemann sprach dennoch niemals kontroverse Themen an und diskutierte nicht mit seiner Frau,

aus der immer noch bestehenden Angst heraus, der Konflikt könne einen Zusammenbruch herbeiführen. Die Ehefrau wollte von ihm wie eine normale Frau behandelt werden und manchmal auch mit ihm streiten.

Im Gespräch fanden wir heraus, daß sie einen Schrank voll leerer, verschreibungspflichtiger Medizinfläschchen hatten, die nur für den Fall aufbewahrt wurden, daß irgendeines ihrer Symptome erneut aufträte. Bill schlug folgendes Ritual vor: Er bat das Paar, die Rezeptinformationen aufzuschreiben und in einem sicheren Bankfach zu deponieren (weg von ihrem täglichen Leben). Dann sollten sie alle leeren Flaschen in eine Kiste legen und diese Kiste begraben. Der Ehemann sollte dann einen Streit mit seiner Frau beginnen. Die Ausführung dieses Übergangsrituals erlaubte dem Paar, sich von den Rollen als Psychiatriepatientin und Beschützer zu lösen und ihre Beziehung in eine Beziehung mit mehr Freiheit, Gefühle auszudrücken und Konflikte zu lösen, zu verwandeln.

Rituale des Einschließens und Ausschließens

Bei der Arbeit mit Paaren ist es oft nötig, ein Ritual zu haben, um die genauen Grenzen um eine Beziehung herum zu bestimmen und deutlich zu machen, wer wer ist und wer nicht zur Beziehung gehört und bei welcher Gelegenheit. Verlobungsparties, die von Familienmitgliedern gegeben werden, sind ein Ritual des Einschließens. Sie sagen im wesentlichen: „Willkommen in der Familie! Wir sind einverstanden und billigen es." Jemanden nicht zu einem Ereignis wie dem Weihnachtsessen einzuladen kann eine Botschaft über einen Ausschluß vermitteln.

Als wir unsere Stieffamilie gründeten, hatten wir das Gefühl, es sei wichtig, daß unsere Kinder bei unserer Hochzeit die ersten sind, „die für uns einstehen". Jedes der Kinder zündete zu Beginn der Zeremonie eine Kerze an. Indem wir die drei Kinder aus Pats erster Ehe einschlossen, machten wir eine deutliche Aussage darüber, daß die gemeinsame Elternschaft ein Teil unserer Abmachung miteinander war und daß wir eine neue Familie bildeten.

Einige Rituale dienen dazu, Grenzen abzustecken und jemanden oder etwas aus der Beziehung des Paares auszuschließen. Wir empfehlen Paaren manchmal, nach dem Ende einer Affäre „die andere Frau" oder „den anderen Mann" auszuschließen, indem man ihnen gemeinsam einen Brief schreibt und von der erneuerten Bindung an die Ehe berichtet und darum bittet, keinen weiteren Kontakt mehr aufzunehmen.

Tägliche Rituale des Aus- und Einschließens sind Teil einer jeden Familie, in Stieffamilien dürften sie aber von entscheidender Bedeutung sein. Rituale zu entwerfen, die neue Mitglieder in eine geschiedene oder eine Stieffamilie aufnehmen, können wichtige Bestandteile bei der Bildung neuer Beziehungen sein. Wie wir später noch zeigen werden, kann der Entwurf von Ritualen zur Erklärung und Verdeutlichung der Grenzen um die eheliche Beziehung herum entscheidend für das Überleben der Intimität zwischen Eltern oder Stiefeltern sein.

Rituale der Trauer/des Abschiednehmens

In lang andauernden Beziehungen gibt es Übergänge, Veränderungen, Verluste und Gewinne. Eine Zeremonie zu entwickeln, um diese Übergänge klarer zu definieren und das Ende bestimmter schmerzlicher Stadien zu kennzeichnen, kann eine wichtige Aufgabe des Therapeuten sein.

Zu uns kam eine Frau in Therapie, die über Schwierigkeiten mit ihrer fünf Jahre alten Tochter berichtete. Ihrer Erzählung konnten wir entnehmen, daß die Schwierigkeiten vor zwei Jahren angefangen hatten, nachdem die Mutter ein Kind bei der Geburt verloren hatte. Sie war während der Geburt betäubt und hatte das schlimm mißgestaltete Kind nicht gesehen. Ihr Ehemann war bei der Geburt anwesend und hatte die Möglichkeit, das Kind zu sehen und zu trauern. Eine Beerdigung hatte nicht stattgefunden, und daher empfahlen wir eine Zeremonie. Der Vater war Geistlicher und hatte während der Zeit, als sie dieses Kind verloren hatten, ein Tagebuch über seine Gefühle geführt. Er war lebhaft daran interessiert, an dem Ritual teilzunehmen. Das Paar kaufte eine Puppe, behielt sie eine Woche lang und beerdigte sie dann im Hinterhof. (Das Ritual schloß die 5jährige Tochter nicht ein.) Das Ritual gab der Ehefrau die Möglichkeit, ihr Gefühl, als Frau nicht vollkommen zu sein, weil sie ein so stark mißgestaltetes Kind geboren hatte, mitzuteilen. Der Ehemann, der sich, was den Verlust anging, besser im Gleichgewicht fühlte, las als Teil der Zeremonie aus seinem Tagebuch vor. Dieses Ritual brachte sie einander näher. (Dies war eine von mehreren verwendeten Methoden, um Veränderungen in dieser Familie zu erleichtern. Wir brachten auch die Unabhängigkeit der Tochter auf eine normale Ebene. Dazu erzählten wir häufig Geschichten aus unserer eigenen Familie und ermutigten die Eltern, ein paar einfache Regeln zu übernehmen und durchzusetzen.)

Wir haben festgestellt, daß ungelöster, anhaltender Schmerz über etwas außerhalb der Ehe Liegendes für die Ehe zerstörerisch sein kann. Der Tod eines Elternteils übt oft in doppelter Hinsicht einen beeinträchtigenden Einfluß auf die Ehe aus. Zum einen kann der leidende Ehepartner vollkommen von seinem Schmerz absorbiert und für den anderen unerreichbar sein. Noch häufiger kann sich der Verlust störend auf die Ehe auswirken, weil der leidende Teil enttäuscht über die mangelnde Unterstützung des anderen ist. Eine in der Therapie entworfene Zeremonie kann oft dem nicht leidenden Partner helfen, indem sie ihm Gelegenheit zur Anteilnahme gibt, auch wenn das einzige, was er oder sie tut, die Abschirmung des leidenden Partners vor den Einmischungen der Kinder während des Prozesses ist. Dem leidenden Partner ermöglicht diese Zeremonie den Heilungsprozeß.

Steve und Ellen kamen aus den allgemeinüblichen Gründen zur Paartherapie: Kommunikationsschwierigkeiten, Unstimmigkeiten über die Erziehung der Kinder, Bedürfnis nach mehr Nähe. Steve erwähnte nebenbei seinen Ärger darüber, daß Ellen sich weigerte, irgend etwas von den Sachen ihrer verstorbenen Mutter wegzuwerfen, obwohl der Tod ihrer Mutter jetzt schon Jahre zurücklag. Nachdem die Probleme, die das Paar miteinander hatte, gelöst waren, bat Ellen um eine Sitzung für sich allein. Sie berichtete, daß sie sich, obwohl ihre Mutter schon vor drei Jahren verstorben war, immer noch so fühle, als würden all ihre Handlungen von der Mutter beobachtet und beurteilt. Wir baten Ellen, drei nicht so wertvolle Besitztümer der Mutter mitzubringen. Sie brachte ein Küchenutensil, ein Bügeleisen und eine Schachtel mit Rabattmarken einer Firma, die inzwischen eingegangen war. Wir gaben ihr die Anweisung, diese Schachtel mit Rabattmarken eine Woche lang mit sich herumzutragen, und sagten ihr, sie solle sie jede Minute bei sich haben. Selbst wenn sie mitten in der Nacht ins Badezimmer ginge, solle sie die Schachtel mitnehmen. Am Ende der Woche sollte sie sich der Schachtel endgültig entledigen. Einige Monate später traf Pat Ellen im Einkaufszentrum und fragte nach der Anweisung. Sie berichtete, zuerst habe sie gedacht, es sei eine dumme Aufgabe. Sie habe sie aber erfüllt und die Schachtel schließlich im Keller des Hauses ihrer Mutter in Wyoming deponiert. Dieses Haus gehörte Ellen, und sie vermietete es, um Mieteinkünfte daraus zu erzielen. Nachdem sie sich der Schachtel auf diese Art entledigt hatte, fühlte sie sich nicht mehr von ihrer Mutter beobachtet. Zur Freude ihres Mannes hatte sie sich schließlich darum bemüht, die meisten Sachen ihrer Mutter loszuwerden.

Ein schmerzliches Ereignis hinter sich zu lassen kann für die weitere Entwicklung einer Beziehung entscheidend sein. Ein Ritual, welches das Ende von Ereignissen symbolisiert – z.B. die Aussöhnung nach einer Affäre, das Ende des Trinkens als Problem, das Ende irgendeiner Einmischung in eine Beziehung – kann einem Paar helfen, seine Beziehung fortzusetzen. Es ist wichtig, sich zu vergewissern, daß genug Reden, Leben oder Vergebung stattgefunden hat, bevor das Ritual vollzogen wird. Wenn ein Paar durch ein Ritual geht, um eine Affäre endgültig zu beenden, bevor die Partner das Gefühl haben, das Thema sei abgeschlossen, wird die Zeremonie nicht den Sinn erhalten, etwas sei endgültig zu einem Ende gebracht. Wenn der richtige Zeitpunkt noch zu weit entfernt ist, wird das Ritual für die Klienten nur wenig Bedeutung haben. Gab es eine Affäre, erwähnen wir in der ersten Sitzung, daß es für die beiden vielleicht hilfreich sein könnte, eine Zeremonie stattfinden zu lassen, wenn die Affäre vollständig vorbei ist und sie bereit dafür sind. Das bereitet sie darauf vor und gibt ihnen die Hoffnung, daß ein Ende dieser schmerzlichen Zeit möglich ist.

Sharon und Rod waren beide Berufsoffiziere beim Militär. Sie lebten seit einem Jahr getrennt, und während dieser Zeit teilte Sharon Rod mit, sie wolle die Scheidung. Da Rod sich nicht scheiden lassen wollte, kam er zur Therapie, um nach einer Möglichkeit zu suchen, seine Ehe zu retten. Sharon fühlte sich in der Ehe nicht unterstützt und hatte mehrere außereheliche Liebesbeziehungen. Rod war treu, konnte aber nur schlecht Nähe und Unterstützung geben. Im Verlauf der Therapie entschied sich Sharon, erneut an der Aufrechterhaltung der Ehe zu arbeiten. Sie waren wieder vereint. Während der Zeit, in der wir an der Beziehung arbeiteten, fand Sharon heraus, daß Rod eine kurze Affäre mit einer verheirateten Frau hatte, als er dachte, die Ehe sei gescheitert. Da sie beide die Ehe gebrochen hatten, verbrannten sie Briefe der verheirateten Frau und ein paar Dinge aus Sharons Vergangenheit und erneuerten ihre Ehegelöbnisse. Nach diesem Ritual feierten sie mit Champagner und liebten sich. Sharon und Rod sagten uns, sie hätten die so sehr benötigte Nähe nie erleben können ohne das Eingeständnis ihrer ehelichen Untreue. Das erste Mal in ihrer Ehe fühlten sie sich einander nahe.

Manchmal ist eine Ehe so schlecht, daß eine Totenfeier für diese Ehe einen neuen Anfang darstellen kann. Hat das Paar eine lange Geschichte schmerzlicher Interaktionen hinter sich und scheint es bereit, sich auf neue Verhaltensweisen einzulassen, dann kann die Begräbnisfeier für die alte Ehe der Beginn eines neuen Lebens sein.

Umkehrrituale

Sind Paare in ihren Rollen stereotyp und rigide geworden, verschreiben wir manchmal ein Rollenumkehrungsritual.

Ein Paar suchte bei uns um Therapie nach, weil es Streitigkeiten im Umgang mit ihrer 14jährigen Adoptivtochter gab. Diese Unstimmigkeiten hatten zu Eheproblemen geführt. Der Ehemann, ein Verhaltenstherapeut, der in seiner beruflichen Arbeit auf Probleme bei Kindern spezialisiert war, hatte ein Programm entworfen, das die Tochter wieder in die richtigen Bahnen bringen sollte. Seiner Frau Jenny blieb es zu Hause überlassen, das verhaltenstherapeutische Programm, das Jim für die Tochter entworfen hatte, auszuführen, während er selbst viele Stunden außerhalb arbeitete. Jenny war, wie sie selbst zugab, ein „Softy" und versagte bei der Durchsetzung des Programms. Jim kam dann nach Hause, stellte fest, daß das Programm nicht befolgt worden war, und bestrafte das Kind schwer, indem er neue Einschränkungen und Konsequenzen für das Programm ersann. Wir organisierten mit ihnen eine Woche, in der Jenny ihr eigenes Programm für die Erziehung der Tochter entwarf, eines, bei dem sie sich wohl fühlte. Jim mußte in dieser Woche eine neue nährende und fürsorgliche Rolle seiner Tochter gegenüber spielen. Es wurde ihm nahegelegt, besonders stützend zu sein und ihr einfühlend zuzuhören (wie es Jenny früher gewöhnlich gemacht hatte). Sehr zu Jims Überraschung besserte sich das Verhalten seiner Tochter und ebenfalls die Beziehung der Eheleute zueinander.

Gelegentlich verabreden wir bei dieser Umkehrung von Rollen, daß sie von Tag zu Tag oder Woche zu Woche gewechselt werden.

Ein Paar lag ständig darüber im Streit, wie häufig sie Sex haben sollten. In der ersten Zeit ihres Zusammenseins schliefen sie vier Mal am Tag miteinander. Im Laufe der Jahre zeigte sich die Frau immer weniger an Sex interessiert, da sie mehr und mehr mit ihrer beruflichen Karriere beschäftigt war. Als Reaktion darauf bestand der Ehemann immer beharrlicher auf Sex. Sie entwickelten ein Muster, bei dem er offen oder versteckt eine Andeutung machte, er wolle mit ihr schlafen, und sie alles tat, um eine Situation zu vermeiden, in der er ihr solch einen Hinweis geben konnte. Sie sagte, sie fühle sich die ganze Zeit schuldig und unter Druck. Er fühlte sich schuldig, bedürftig, abgelehnt und zu kurz gekommen. Wir verabredeten, daß die nächste Woche ihre Woche sei, d.h eine ganze Woche lang sollte sie die einzige sein, die sexuelle Interaktionen initiieren könnte. Die darauf folgende Woche würde dann seine Woche sein, in der nur er die sexuellen Interaktionen einleiten könnte. Sie hielten dies einen Monat lang ein und entdeckten, daß sie in ‚ihren' Wochen häufiger Sex miteinander hatten als in ‚seinen'. Als der Druck weg war, so berichtete sie, war ihr viel häufiger spontan nach Sex zumute, als wenn er sie unter Druck setzte. Wir beschlossen einhellig, daß von nun an jede Woche ‚ihre Woche' sei.

Vorbereitung und Durchführung von Ritualen

Einführung/Kokreation

Der erste Schritt bei der Vorbereitung und Durchführung von Ritualen ist die Einführung der Idee bei den Klienten. Klienten können die Rituale mit uns zusammen erfinden, wenn man sie mit ein paar allgemeinen Ideen über Rituale vertraut macht. Es ist viel wahrscheinlicher, daß sie die Rituale ausführen, wenn sie sie selbst mitausgedacht haben. Außerdem ist es sicherer, daß die Rituale bedeutungsvolle Elemente einschließen, wenn der Klient bei ihrem Entwurf mithilft.

Vorbereitung

Als nächstes kommt die Vorbereitungsphase. Die Klienten sammeln oder schaffen irgendwelche Symbole, die für die Zeremonie gebraucht werden, und wählen auch den Ort, die Zeit und andere Elemente des Rituals. Wie wir schon früher erwähnt haben, ist es wichtig, daß die Klienten das Ritual erst dann vollziehen, wenn der richtige Zeitpunkt gekommen ist. Unser Motto ist: „Wir werden kein Ritual anbieten, bevor es an der Zeit ist."

Ausführung

Wenn der richtige Zeitpunkt gekommen ist und alle Elemente an Ort und Stelle sind, vollzieht das Paar oder der einzelne das Ritual. Manchmal kann es in der Praxis des Therapeuten stattfinden, häufiger wird es jedoch irgendwo anders durchgeführt. Manchmal möchten die Paare, daß wir bei ihren Ritualen außerhalb der Praxis dabei sind. Wenn wir das als hilfreich ansehen, kommen wir diesem Wunsch nach.

Reinigung/Bad

Gewöhnlich schließen wir eine Reinigung oder ein Bad als Teil des Rituals ein, besonders bei Ritualen, die ausgeführt werden, um etwas in der Vergangenheit zu lassen. Meistens empfehlen wir dem Paar, ein rituelles Bad zu nehmen (jetzt werden Sie staunen: An diesem Teil des Rituals beteiligen wir uns nicht!). Wir schlagen vor, im Badezimmer Kerzen anzuzünden und gemeinsam ein besonderes Bad zu nehmen. „Besonderes" kann ein Schaum- oder Ölbad bedeuten, frische Handtücher und die Reinigung des Partners, die symbolisieren soll, daß man einander hilft, die schmerzliche Zeit der Beziehung wegzuwaschen.

> Sara und Eric waren noch nicht lange verheiratet. Es war seine zweite Ehe, und Eric hatte, wie er später formulierte, „nicht mit dem Herzen geheiratet". Eric hatte sich in eine andere Frau verliebt, ohne mit ihr sexuell verkehrt zu haben, eine Beziehung, die er später als dumm betrachtete. Sara war davon ganz niedergeschmettert und angesichts der Kürze ihrer Ehe zögerte sie stark, an der Ehe festzuhalten. Zu Beginn der Therapie ging es darum, ob Eric bleiben würde. Als klar war, daß Eric an der Beziehung zu Sara für ein Leben lang festhalten wollte, und sie über die Verliebtheit gesprochen hatten, verbrannten sie ein Photo der anderen Frau und ihre Briefe, mit denen sie Eric zu verführen versucht hatte. Dann badeten sie sich gegenseitig und wiederholten ihre Ehegelöbnisse. Jahre später hatten wir Gelegenheit, noch einmal mit den beiden zu sprechen. Sie sagten, es wäre vielleicht besser

gewesen, noch ein paar Monate mit dem Ritual zu warten. Sara sei noch so verletzt und negativ eingestellt gewesen. Es sei für sie eher ein wichtiges Symbol des *Beginns* der Heilung als das des Endes des Vorfalls gewesen.

Feiern/soziale Anerkennung

Seit wir Rituale anwenden, sind wir immer häufiger dazu übergegangen, Reinigung und Feiern in alle Rituale, die wir mit den Klienten entwerfen, einzubeziehen. Es ist nicht ausreichend, ein Paar lediglich von etwas zu befreien. Es muß auch einen Teil des Rituals geben, der eine Aussage darüber macht, daß man jetzt ohne Schwierigkeiten das Leben wieder aufnimmt.

Pat hielt eine private Feier für das Ende ihrer ersten Ehe ab. Sie machte eine Photokopie ihres Trauscheins und zerschnitt diese in 16 kleine Rechtecke, welche die 16 Jahre ihrer Ehe repräsentierten. Sie ordnete die Rechtecke in der Mitte ihres Kamins in Gruppen an, die die Jahre an verschiedenen Orten darstellten: zwei in Lawrence (Kansas), drei in Madison (Wisconsin), sieben in Omaha (Nebraska), eins in Washington (D.C.) und der Rest wieder in Omaha. Sie zündete Kerzen an und nahm sich die Zeit, jedes dieser Jahre, eines nach dem anderen, in der Erinnerung noch einmal an sich vorbeiziehen zu lassen. Dann verbrannte sie das Rechteck, an das sie sich erinnert hatte. Als sie damit abgeschlossen hatte, betete sie und bat Gott um Verzeihung, daß sie nicht in der Lage war, ihr Ehegelöbnis bis zum Tode einzuhalten. An diesem Abend gingen wir in eines der besten Restaurants in Omaha, um unseren Neuanfang zu feiern. Wir empfanden dies bedeutungsvoller als den Gang zum Standesamt, der uns wie ein oberflächliches und bedeutungloses Ereignis erschienen war. Fünf Minuten eines Verwaltungsaktes hatten sich nicht wie das angemessene Ende einer 16jährigen Ehe angefühlt. Dieses Ritual hatte den gewünschten Effekt, das Gefühl eines Abschlusses zu ermöglichen. Das heißt nicht, daß Pat danach niemals traurig über ihre Scheidung gewesen wäre, sie empfand jedoch den Schlußstrich als viel endgültiger.

Feiern sind ein Weg, um sozial anerkannt zu werden und Anerkennung für neue Rollen, neue Gefühle und neue Beziehungen zu bekommen. Im 12-Stufen-Programm bei der Behandlung von Alkoholikern gibt es Feiern, welche in regelmäßigen Intervallen die

Nüchternheit eines Menschen markieren, erst nach Monaten, dann nach Jahren. Dies hilft die neue Rolle des Betreffenden zu bekräftigen. Da andere wichtige Personen an den Feiern teilnehmen, helfen die sozialen Interaktionen die neuen Rollen und das Gefühl der Veränderungen am Leben zu erhalten.

In der nachfolgenden Tabelle haben wir die wesentlichen Punkte bei der therapeutischen Anwendung von Ritualen und Symbolen zusammengefaßt.

Rituale und Symbole: Das Zusammentreffen von Bedeutungen, Gefühlen und Handlungen

Die Anwendung therapeutischer Symbole und Rituale ist ein Weg, um die Kluft zwischen inneren Bedeutungen, Erfahrungen und Gefühlen und äußeren Handlungen zu überbrücken. Sie werden entworfen, um die Probleme der Menschen zu externalisieren und um ihnen etwas an die Hand zu geben, um ihre Gefühle aktiv zu verändern oder ihre Probleme zu lösen. Rituale und Symbole dienen also als spezielle Form von Aufgaben, die beides verändern: die Sichtweise und das Handeln bei Paarproblemen.

Therapeutische Symbole/Rituale

Symbole

- konkrete Objekte, die mit einer Situation, Erfahrung oder Person verknüpft sind *(verbundene Symbole)* oder eine Situation, Erfahrung oder Person repräsentieren *(Ikonen/geschaffene Symbole)*
- genutzt, um eine innere Erfahrung zu externalisieren

Rituale

sich regelmäßig wiederholende Aktivitäten

täglich; zu bestimmten Jahreszeiten; an Feiertagen

Aktivitäten, mit denen man rechnen kann; Stabilität

Rituale der Beständigkeit

vorher bestandene Rituale wiederbeleben

Verschreibung eines Rituals, das die Verbindung zu Leuten oder Situationen wiederherstellt

oder

spezielle Aktivitäten, die sich vom täglichen Leben abheben

bestimmte Zeiten, Orte, Kleidung, Speisen, Gerüche, Aktivitäten

beschränkt auf bestimmte Menschen

Übergangsriten

entworfen, um Menschen von einer Rolle oder Entwicklungsphase in eine andere zu helfen und um diesen Übergang von anderen Menschen in ihrem sozialen Kontext bestätigt und anerkannt zu bekommen

(Fortsetzung nächste Seite)

Therapeutische Symbole/Rituale

Rituale des Ausschließens/Einschließens
entworfen, um Menschen Teil einer sozialen Gruppe oder Beziehung werden zu lassen oder um sie davon auszuschließen oder zu trennen

Rituale des Trauerns/Abschiednehmens
entworfen, um das Ende einer Beziehung oder Verbindung faßbar zu machen und diesen Vorgang zu erleichtern

Rituale der Umkehrung
entworfen, um Rollen in Beziehungen oder Familien zu vertauschen

Phasen

1. Einführung / Kokreation
2. Vorbereitung
3. Durchführung
4. Reinigung / Baden
5. Integration / Feier

Wann anzuwenden?

1. bei „offenen Rechnungen"
2. beim Steckenbleiben in einer Entwicklungsphase
3. um eine Trennung (Spaltung) oder persönliche Beziehung (Verbindung) zu verstärken.

7. Entkrampfung

Humor in der Paartherapie

Humor ist ein wesentlicher Teil unserer Therapie. Unsere Kollegen vom Hudson Center machen oft Bemerkungen darüber, daß sie aus unseren Büros während der Therapiesitzungen Gelächter hören. Humor ist ein natürlicher Teil unserer Arbeit. Er dient, wie wir es sehen, zwei Zielen.

Als erstes trägt er dazu bei, daß das Paar während der Sitzung selbst weniger verbissen ist. Humor in einer Sitzung gibt Hoffnung. Wenn die Situation zu düster ist, um Humor zuzulassen, dann sieht es wirklich düster aus. Gleichzeitig achten wir sorgfältig darauf, nicht irgendwie den Eindruck zu vermitteln, wir würden die Probleme des Paares als belanglos oder oberflächlich ansehen.

Unser zweiter Grund, Humor während der Sitzungen zu nutzen, besteht darin, als Modell für eine gewisse Leichtigkeit zu dienen und dem Paar damit die Empfehlung zu geben, Humor außerhalb der Sitzungen im Umgang miteinander zu nutzen. In unserer eigenen Beziehung haben wir festgestellt, daß wir durch eine komische Äußerung von einem von uns eine Eskalation vermeiden können, wenn wir gerade dabei sind, auf einen unproduktiven Konflikt zuzusteuern. Sogar unser Fünfjähriger benutzt diese Technik, um uns davon abzulenken, mit ihm böse zu sein. Wir helfen Paaren, Schwierigkeiten in der gleichen Weise abzuwehren.

Ist Humor immer passend? Nein, er muß zur rechten Zeit und sehr sorgfältig eingesetzt werden – mit Vorsicht und in einer Art und Weise, die voller Fürsorge ist. Vor ein paar Jahren organisierten wir den Workshop eines Therapeuten, der einen aufziehenden Humor bei seinen Klienten anwendete. Eines von Pats Paaren hatte sich als Demonstrationspaar für den Workshop zur Verfügung gestellt. Der Ehemann war von dem übertriebenen Gebrauch von Humor völlig irritiert und lehnte es danach zwei Jahre lang ab, zur Therapie zurückzukommen! Pats Vater sagte häufig zu frustrierten Eltern: „Sie können Wissen lehren, aber keine Weisheit! Das wird die Erfahrung tun." Wir zählen darauf, daß die Paare, bei denen wir mit Humor arbeiten, und auch die Therapeuten, die wir supervidieren, sorgfältig darauf achten, wann es angemessen ist, lustig zu sein, und wann nicht.

Eine unserer Leitlinien für die Anwendung von Humor ist, ihn nicht so zu benutzen, daß einer oder beide Partner angeklagt oder entwertet werden. Deshalb sagt Bill oft zu Pat: „Denk dran, ich lache nicht mit dir, sondern *über* dich." (War ein Scherz!)

Vorschnelle Folgerungen

Die Übertreibung einer Situation oder ihrer Folgen, kann komisch sein.

> Leonard und Marge hatten ernste finanzielle Schwierigkeiten und waren sich über Sauberkeitsstandards uneinig. Marge hatte sich im Jahr zuvor zwei Operationen unterzogen, was zu ihrer Frustration über Leonard und zu seiner Frustration über Geld beigetragen hatte. Sie klagte, Leonard würde seine Kleidung im Badezimmer liegen lassen, bis der Haufen zwei oder drei Fuß hoch sei. Wir fingen an, Leonard zu necken, und sagten: „Mensch, Leonard! Wenn Marge nun über diesen Berg Klamotten stolpert! Bei ihrem Glück bricht sie sich wahrscheinlich eine Rippe und muß sich eine neue einsetzen lassen. Dann kann sie ein paar Monate lang nicht arbeiten. Das Haus wird enteignet werden. Und alles nur, weil Sie ihre Sachen nicht aufheben wollen!" Leonards Gesicht hellte sich auf, und wir überlegten, was ihn dazu bringen könnte, seine Sachen in den Wäschekorb zu legen. Wir hofften, der Humor selbst könnte etwas sein, das Leonard daran erinnert, seine Sachen aufzuräumen.

Wenn ein Partner entmutigt ist und der andere nach Auswegen sucht, erzählen wir manchmal die Geschichte, wie Bill Pat aus einem trüben Tag geneckt hat. Pat fühlte sich vom Leben im allgemeinen entmutigt und machte eine Bemerkung wie: „Das Leben laugt mich aus!" Bill begann sie zu necken: „Besonders dich! Du verdienst mehr Geld als 94% der Frauen deines Alters. Du hast drei wunderschöne intelligente Kinder. Du hast eine Arbeit, wie sie sich die meisten Leute wünschen würden, bei der du dir die Stunden selbst einteilen kannst. Du hast Eltern, die dich bewundern, und einen Mann, der verrückt nach dir ist." Pat unterbrach: „Okay! Vielleicht laugt das Leben mich doch nicht aus!" Wir lachten beide herzlich.

Pat ist bekannt dafür, daß sie aus ihrem psychologischen Hintergrund Humoristisches entlehnt, besonders wenn das Paar mit der Terminologie der Erziehungspsychologie vertraut ist.

Liz, eine Lehrerin, war mit dem Buchhalter Jeremy verheiratet. Jeremy hatte aus einer vorhergehenden Sitzung unter anderem die Aufgabe, Liz mindestens einmal am Tag zu umarmen. Bei der Rückschau auf die gestellte Aufgabe fragte Pat, wie es denn so gegangen sei. „Er hat mich umarmt, aber er hat es nicht richtig gemacht", sagte Liz. Pat sah sofort die Chance für einen Scherz und sagte: „Wollen Sie mir sagen, daß Jeremy eine heilpädagogogische Maßnahme braucht, um das Umarmen zu lernen?! Steht beide sofort auf, wir fangen gleich damit an." Wir entdeckten, daß Jeremys Umarmungen zu kurz waren und seine Hände nicht fest auf Liz' Rücken lagen. Wir einigten uns darauf, daß eine Umarmung mindestens eine Minute lang dauert (er könnte einen Blick auf seine Uhr werfen) und daß er beide Hände fest (aber nicht so fest, daß sie nicht atmen konnte) auf Liz' Rücken legt. Dies heiterte beide auf und war gleichzeitig eine Übung, in den Beschreibungen genauer zu werden, selbst wenn es im Moment übertrieben erschien.

Humor ist ein großartiger Weg des Lehrens und der Verwandlung eines konfliktgeladenen und spannungsvollen Kontextes in einen spielerischen Kontext.

Candy hatte gerade berichtet, daß ihr Ehemann vor einem Jahr eine Affäre hatte und sie, nachdem sie dies herausgefunden hatte, Schlaf- und Eßstörungen hatte. Hier ein Ausschnitt aus dem Interview:

Candy: Zu diesem Zeitpunkt konnte ich kaum schlafen.
Bill: Wegen der aufgewühlten Gefühle und all dem.
Candy: So, hm, aber ich habe seit März 59 Pfund (*lacht*) abgenommen.
Bill: Also, ist das jetzt gut oder schlecht?

Candy: Eine gute Sache daran ist, daß ich meine Figur nach dem Baby wieder zurückhabe.
Bill: Vielleicht können Sie ein neues Diätbuch schreiben, das „Der-Ehemann-hat-eine-Affäre-Diät-Buch". Vielleicht ist es nicht für jeden geeignet, aber ich glaube, man könnte Geld damit machen ...
Candy (lacht): Könnte sein.

Übertreibungen in Sprache und Handlungen

In unserer eigenen Beziehung gab es eine Situation, welche die Bedeutung des Wortes „Anerkennung" für immer veränderte. Es gibt etwas, über das wir regelmäßig streiten: Wer macht was im Haushalt. Meistens zählten wir einander alle Sachen auf, die jeder von uns getan hatte. Bill sagte: „Ich will einfach nur, daß du anerkennst, daß ich hier auch ein paar Sachen erledige!" Pat redete weiter darüber, wie ungerecht die Aufgabenverteilung war. Bill bat sie erneut um Anerkennung. Pat fuhr fort, die Geschichte über die Aufteilung der Arbeiten zu wiederholen, und Bill bat ein drittes Mal: „Ich möchte einfach nur, daß du anerkennst, daß ich hier auch ein paar Sachen erledige!" Pat anwortete: „Okay! Ich (hier müssen Sie in der Mitte des Wortes Ihre Zunge herausstrecken) erkehehehehehenne es an!" Wir fingen beide an zu lachen, und die Diskussion ging schließlich weiter.

Die Situation selbst kann übertrieben werden, um sie ins Humorvolle zu wenden, oder die Sprache an sich kann den Humor liefern. Humor ist keine Zauberei. Es ist etwas, das Sie lernen können und auch Ihren Klienten beibringen können, entweder direkt oder durch Ihr Vorbild.

Wortspiele

Wortspiele werden an unserem Abendbrottisch überaus häufig gemacht, und wir benutzen sie auch in Therapiesitzungen.

Bill arbeitete mit einer Frau, die mit einem Mann liiert war, welcher nicht nur mit ihr eine sexuelle Beziehung hatte. Sie sprach über ihre Schwierigkeiten, ihn zum Gebrauch eines Kondoms zu bringen. Sie überlegte, ob sie die Beziehung fortsetzen solle oder nicht. Bis zur

Entscheidung wollte sie jede Ansteckungsgefahr vermeiden. Sie diskutierte mit ihrem Partner über die Benutzung von Kondomen, aber am Ende nahm er nie eines. Sie versuchte diskret, ein Kondom auf dem Nachttisch am Bett bereitzulegen. Dieser dezente Hinweis schlug fehl.

Bill war kurz zuvor bei einer Konferenz, bei der eine Familienplanungsorganisation einen Button mit der Aufschrift „Männer – tragt ein Kondom oder zieht euch zurück!" ausgegeben hatte. Bill gab ihr den Button. Sie steckte ihn sich belustigt an und erfaßte die doppelte Bedeutung. Wir warten immer noch auf eine Nachricht, ob er nun eines benutzt oder nicht.

Ein Ehemann reagierte auf das Geschimpfe seiner Frau in der Nacht zuvor: „Du mußt in eine geschlossene Institution!" sagte er. Bevor die Ehefrau die Chance hatte, darauf zu antworten, schaltete sich Bill ein: „Sie ist bereits in einer geschlossenen Institution, und die heißt Ehe. Ich werde sehen, ob ich Sie beide einweisen kann. Eine Möglichkeit zu zeigen, daß man eingewiesen ist, besteht darin, das Selbstbewußtsein des Partners nicht zu unterhöhlen. Deshalb möchte ich, daß Sie eine andere Art finden, ihrer Frau zu sagen, was Sie an dem, was sie getan hat, nicht mögen, und wir versuchen dann, Vorkehrungen für zukünftige Diskussionen zu treffen."

Geschichten und Scherze

Wir haben schon viele unserer besten therapeutischen Geschichten in diesem Buch erzählt. Die Geschichte des Mannes, dessen Frau dachte, er sei ein Weichling, ein Klischee, das er mit einer Bananencremetorte widerlegte, ist eine unserer liebsten. Wir erzählen diese Geschichte, um einem der Partner zu helfen, etwas Kreatives in die Beziehung zu bringen und damit die Charakterisierungen des anderen Ehepartners zu durchbrechen.

Der Ehemann in einer von Bills Therapien redete andauernd von Dingen, die schon vor vielen Jahren geschehen waren. Bill fragte ihn, ob er ein Ire sei. Der Mann verneinte. Bill zeigte sich skeptisch, aber der Mann bestand darauf, keine irischen Vorfahren zu haben. Bill sagte, vor kurzem sei eine neue Form der Alzheimerkrankheit entdeckt worden: die Irische Alzheimerkrankheit. Das sei ein Zustand, bei dem man, wenn man älter wird, alles vergäße außer seinem Groll über Vergangenes. Er sei davon überzeugt, der Mann sei Ire, denn es scheine, als sei bei ihm ein schwerer Fall von irischem Alzheimer im Anzug.

Schock und Überraschung

Wir erwähnten bereits die Idee von Handlungen, welche starre Vorstellungen der Partner voneinander durchbrechen, so wie bei dem Mann mit der Bananencremetorte.

Rita und Nat waren seit 17 Jahren verheiratet und hatten drei Kinder. Nat war Geschäftsmann und hatte sich selbst in finanzielle Schwierigkeiten gebracht. Er hatte wie wahnsinnig immer mehr gearbeitet. Ihre Beziehung hatte gelitten, und Rita wurde immer ärgerlicher. Schließlich war Nat ganz im Stil einer klassischen Midlifecrisis ausgezogen und lebte jetzt mit einer anderen Frau zusammen. Rita kam allein zu uns. Sie war sehr daran interessiert, die Ehe zu retten. Sie war bereit, ihrem Mann die Affäre zu verzeihen, da sie das Gefühl hatte, sie habe ihn durch ihre Vernachlässigung dazu getrieben.

In der Vergangenheit hatte Nat hauptsächlich darüber geklagt, Rita sei prüde und nicht sexy. Wir sprachen mit Rita darüber, ob sie etwas tun könne, was Nat mit einem Schlag zu Bewußtsein bringen würde, daß sie sich verändern und sexy sein könne. Rita war sehr attraktiv, eine große, dunkelhaarige, schlanke Frau, die sich mit eleganter Schlichtheit kleidete. Sie entschloß sich, sexy Unterwäsche zu kaufen, Strumpfhalter und dunkle Strümpfe. Wir empfahlen ihr, diese Sachen anzuziehen, sich in einen Regenmantel zu hüllen und in Nats Büro zu gehen, den Mantel vor ihm kurz aufzureißen und zu sagen: „Schau, was du verpaßt!“ Sie tat dies in einer Art Blitzaktion, um die Schockwirkung zu vergrößern und eine Zurückweisung zu vermeiden.

Eine andere unserer Lieblingsgeschichten ist die eines Paares, das bei Pat in Therapie war und einen ungewöhnlichen Weg fand, in ein eingefahrenes Muster einzugreifen.

Rose und Alex waren beide schon einmal verheiratet. Sie befanden sich in der Phase des „leeren Nestes“, in der sie ihre zärtliche Zuwendung, die früher den Kindern galt, auf ihren Hund verlagert hatten. Rose klagte, Alex widme dem Hund mehr Aufmerksamkeit als ihr. Pat sagte: „Warum versuchen Sie nicht es genauso zu machen wie der Hund? Wenn Alex nach Hause kommt, wartet der Hund nicht im anderen Zimmer, bis Alex ihn aufspürt. Wenn Rose fernsieht, sitzt der Hund nicht im anderen Zimmer und fragt sich, wann sie wohl damit aufhört und ihm Beachtung schenkt. Wenn Alex die Zeitung liest, wünscht der Hund sich nicht, sofort eine Antwort von ihm zu bekommen. Der Hund wird aktiv!" Von der Vorstellung, daß der Hund ihr Nachhilfelehrer sein sollte, waren sie ein bißchen schockiert und belustigt. Sie erklärten sich jedoch damit einverstanden, das Verhalten des Hundes bis zur nächsten Sitzung zu beobachten und zu imitieren. So brachen sie das Muster des Abwartens, das sie mit vielen anderen Leuten teilen: Sie warten, bis sich der andere verändert, bevor sie selbst irgendetwas anders machen.

Belustigende Bekenntnisse

Die meisten Therapeuten wissen, daß man mit dem Klienten einen Rapport herstellen kann, wenn der Therapeut eingesteht, daß er einmal ein ähnliches Problem hatte. Die Anwendung von Humor kann zur Normalisierung und zur Herstellung des Rapports während der Therapie beitragen. Wenn eine Frau klagt, ihr Mann habe seit einem Jahr nicht mit ihr geschlafen, scherzt Pat, daß sie nach fünf Tagen die Namen und Nummern ihrer bevorzugten Scheidungsanwälte heraussuchen würde. Durch Übertreibung vermitteln wir die Botschaft, daß es für uns in Ordnung ist, wenn eine Person ärgerlich ist. Zur gleichen Zeit helfen wir dem Klienten die Situation nicht so verkrampft zu sehen.

Wir haben festgestellt, daß Humor ein wesentlicher Teil unserer Ehe ist und ein wesentlicher Teil unserer Therapie. Wir vertrauen darauf, daß Sie die Art von Humor anwenden werden, die nach Ihrem Empfinden angemessen ist. Sie müssen kein Komiker sein, um die Situation aufzuheitern. Sogar ein kleines bißchen Humor kann einen Kontext für Veränderung schaffen.

8. Grenzen, Verantwortlichkeit und Konsequenzen

Der Umgang mit destruktivem Verhalten

Wenn Sie Paartherapeut sind, müssen Sie zwangsläufig mit Paaren arbeiten, bei denen das Verhalten eines Partners weit jenseits der Grenze dessen liegt, was man als Verhalten eines Erwachsenen akzeptieren kann. Dazu gehören gewöhnlich Handlungen, die möglicherweise oder tatsächlich schädigend sind: körperlich, wirtschaftlich oder beziehungsmäßig.

Einer unserer Supervisanden fragte uns, wie wir entscheiden, mit welchem Problem wir uns zuerst befassen, wenn ein Paar verschiedene Probleme in die Therapie einbringt. Wir antworteten, daß wir zuerst die Probleme in Angriff nehmen, die für die Ehe oder den einzelnen das größte zerstörerische Potential haben. Viele der Probleme, von denen dieses Kapitel handelt, fallen in diese Kategorie.

Seifenopern

Wir nennen diese nicht tragbaren Verhaltensweisen Seifenoperverhalten. Es sind Verhaltensweisen, die man in Fernsehserien sieht und die sie in Dramen verwandeln. Wir sagen nicht, daß es das Motiv der Klienten ist, für Aufregung zu sorgen. Aufregung und Drama sind jedoch das Ergebnis. Wir arbeiten mit ihnen, damit sie aus ihren Seifenopern herauskommen.

Hier eine unvollständige Liste von Verhaltensweisen im Seifenoperstil: körperliche Gewalt, ausschweifender Genuß von Alkohol und Drogen, Lügen, kriminelles Verhalten, Spielen oder das Erschleichen von Geld, Eifersucht usw. Wenn ein Partner zu uns in Therapie kommt, weil der andere Partner viele oder einige der obengenannten Verhaltensweisen zeigt, stellen wir uns im voraus auf eine therapeutische Herausforderung ein. Manchmal ist die Ehe nicht zu retten. Wir haben eine Hierarchie möglicher Interventionen, die wir bei Seifenopern anwenden.

Sicherstellen, dass Bitten klar geäussert werden

Wir haben unser Modell der positiven Klagen (das objektive Berichten dessen, was vorgefallen ist) und Bitten um Handlung (die Beschreibung der Handlungen, die der Klient sich vom anderen wünscht) bereits vorgestellt. Auf der ersten Stufe überzeugen wir uns davon, daß der Partner, der die ausschweifenden und unangemessenen Verhaltensweisen ausgeübt hat, ohne den Hauch eines Zweifels weiß, daß es da ein Problem gibt und daß es ernst zu nehmen ist.

> Robert und Lillian waren ein älteres Ehepaar, beide in den Sechzigern. Seit ihr letztes Kind das Haus verlassen hatte, hatte Robert immer mehr Alkohol zu trinken begonnen. Fast jeden Abend trank er sich in den Schlaf. Lillian war mit ihrem Latein am Ende und kam zur Therapie, um zu sehen, ob sie ihn davon abhalten könnte, sich zu Tode zu trinken. Wir stellten fest, daß es Robert sehr peinlich war, daß die Schwierigkeiten dieses Ausmaß angenommen hatten. Er war sofort damit einverstanden, nie mehr zu trinken. Er versprach auch, sich in ein stationäres Behandlungszentrum einweisen zu lassen, um sich einer Entzugsbehandlung zu unterziehen, falls er nicht vollständig mit dem Trinken aufhören sollte. Die Grenze der totalen Abstinenz setzte er sich selbst. In einer Nachuntersuchung per Telefongespräch zwei Jahre später erfuhren wir, daß Robert nüchtern geblieben war.

Robert war ungewöhnlich kooperativ. Manche mögen das als eine Flucht in die Gesundheit ansehen. Wenn es eine Flucht war, dann finden wir das gut, solange die Flucht ohne Pause abläuft.

Betrachtet man den Fall von Robert und Lillian, so kann man sagen: Wenn du willst, daß jemand mit etwas aufhört, errege seine Aufmerksamkeit und bitte ihn aufzuhören. Das scheint naheliegend. Doch manchmal haben wir als Therapeuten solch eine komplexe Sichtweise dessen entwickelt, was Menschen tun und warum sie es tun, daß wir vergessen, das Naheliegende zu tun und sie zu bitten, damit aufzuhören! Wir wissen auch, daß eine solche Zusammenarbeit und eine so schnelle Veränderung nach den meisten zeitgenössischen Abhängigkeitstheorien unmöglich ist. Offensichtlich sind aber einige unserer Klienten mit diesen Theorien nicht vertraut.

Natürlich sind viele Situationen nicht ganz so leicht oder direkt zu lösen. Die nächste Stufe unserer Interventionen ist, Muster zu identifizieren und zu verändern, die an den Problemen der Seifenoper beteiligt sind und sich um sie herumranken.

Muster verändern

Wie wir im 4. Kapitel gezeigt haben, geraten Paare in sich wiederholende Muster, die sich um ihre Probleme herum formen. Dazu gehören auch unkontrollierte Verhaltensweisen. Eines der Muster, die wir wiederholt im Zusammenhang mit Alkoholmißbrauch sehen, besteht darin, daß der nüchterne Ehepartner dem trinkenden Vorwürfe macht.

Marge und Vic hatten die meiste Zeit eine gute Beziehung – es sei denn, sie gingen zu einer Party, was ungefähr einmal im Monat vorkam. Das Muster war einfach: Vic betrank sich und benahm sich Marge und anderen Partygästen gegenüber abscheulich. Wenn es Zeit war, nach Hause zu gehen, stritt er mit Marge darüber, wer das Auto fährt. Zu Hause angekommen machte Marge Vic eine Stunde lang Vorhaltungen darüber, was für ein schlechter Mensch er sei. Ein paar Tage lang war die Atmosphäre im Haus dann schlecht. Vic war der Meinung, sein Trinken sei kein ernstes Problem, weil er tagelang nichts tränke und sich nur auf Parties „gehen lasse". Er fand, er habe das Recht dazu. Er gab zu, ein bißchen außer Kontrolle zu geraten, aber er war der Ansicht, daß Marge aus einer Mücke einen Elefanten mache. Ihr Vater war Alkoholiker und sie, fand Vic, reagierte überempfindlich.

Zuerst holten wir uns von Vic die Zustimmung, Marge nach der Party das Auto nach Hause fahren zu lassen. Als zweites machten wir Marge bewußt, daß in all den Jahren, in denen sie ihm Vorträge darüber gehalten hatte, wie geschmacklos und abscheulich es sei, sich zu betrinken, er sich nicht geändert hatte. Wir empfahlen ihr, sie solle aufbleiben, wenn sie nach der Party aufgebracht war, und ihm einen Brief darüber schreiben, wie er auf der

Party war. Am nächsten Tag, nachdem sie Gelegenheit hatte, über das Geschriebene nachzudenken, solle sie entscheiden, ob es hilfreich war oder nicht. Wenn sie zu der Meinung käme, es könne ihn überhaupt bewegen, dann solle sie ihm den Brief geben. Vics Trinken nahm etwas ab, und die zerstörerischen und nutzlosen Muster im Anschluß an Parties hörten auf.

Die Veränderung des Musters ist der zweite Schritt in der stufenweisen Rangordnung der Antworten auf unangemessene und gefährliche Verhaltensweisen. Der dritte Schritt ist, Schranken aufzubauen oder glasklare Grenzen zu ziehen.

Das Setzen von Grenzen und Schranken

Wenn eine Person ständig in einer destruktiven oder gefährlichen Weise handelt, helfen wir dem Partner oder dem Paar, Grenzen und Schranken eines annehmbaren Verhaltens zu definieren. Wir stellen sicher, daß die Grenze in Videogesprächsform festgelegt wird, damit beide Partner wissen, wann sie übertreten wird.

Rick und Emily waren seit vier Jahren verheiratet. Sie hatten einen einjährigen Sohn Michael. Seit Michaels Geburt hatte sich zwischen den Eltern eine Spannung aufgebaut. Rick war schon immer ein Partylöwe. Er genoß es, zu trinken und zu spielen und mit Freunden herumzuhängen. Bevor sie verheiratet waren und sogar noch danach, war dies für Emily kein großes Problem – bis Michael da war. Die Verhaltensweisen, die ihr für einen Ehemann annehmbar erschienen, lagen beim Vater ihres Sohnes außerhalb des Bereiches ihrer Akzeptanz. Besonders aufgebracht war sie über das Spielen, da sie vor kurzem wegen Ricks Spielverlusten die Zahlungen für das Haus mit Verspätung geleistet hatten.

Wir handelten eine Übereinkunft über Grenzen aus. Rick verdiente eine Menge Geld. Er war der Meinung, ihm sollte erlaubt sein, damit zu spielen, wenn das seine Art war, sich zu amüsieren. Emily war damit einverstanden, wollte aber eine Begrenzung des Betrages, den Rick zum Spielen ausgab. Sie kamen überein, daß 400 $ im Monat eine vernünftige Summe war. Wir empfahlen, darüber getrennt Buch zu führen, so daß Einkünfte und Ausgaben durch die Kontoauszüge der Bank dokumentiert werden konnten. Emily hatte zu jeder Zeit zu dieser Information Zugang, so daß sie überprüfen konnte, ob Rick die Vereinbarung hielt oder nicht. Rick erklärte sich auch damit einverstanden, zu einer Selbsthilfegruppe zu gehen, falls er die Vereinbarung nicht hielte.

Grenzen deutlich und meßbar zu machen ist Teil des Klärungsprozesses, ob ein Problem vorliegt oder nicht. Vereinbarungen zu treffen, wie bei Rick und Emily, kann die Definition des Problems klären und festlegen, was der nächste Schritt zu seiner Lösung ist.

Während solch eines Klärungsprozesses für die Grenzen akzeptablen Verhaltens helfen wir den Paaren zu vermeiden, sich gegenseitig zu beschuldigen, zu entwerten oder Möglichkeiten der Veränderung zu vermindern. Wir helfen ihnen darüber hinaus zu vermeiden, sich über die Etikettierung von Verhalten zu streiten.

Ein Paar, das zu uns kam, stritt darüber, ob der Ehemann ein Alkoholiker sei oder nicht. Die Ehefrau, die aus einer „Alkoholikerfamilie" stammte und aktives Mitglied der „Bewegung erwachsener Kinder von Alkoholikern" war, behauptete, er sei Alkoholiker; ihr Mann blieb dagegen geradezu eisern dabei, daß er das nicht sei. Bill bat um eine Videobeschreibung des Verhaltens, das den Mann aus der Sicht seiner Frau zum Alkoholiker machte. Er war erstaunt zu erfahren, daß der Mann überhaupt nicht trank. Sie blieb dabei, daß sein Verhalten typisch für einen „trockenen Rausch" sei. Er war „mürrisch" (sprach in einem harschen und lauten Ton zu ihr und den Kindern), er isolierte sich selbst (er konnte mehrere Tage in der Woche hintereinander zu ihr und den Kindern kein Wort sagen), und er versuchte, ihr Verhalten zu kontrollieren (er kritisierte sie, wenn sie an den Tagen, an denen er lange arbeitete, nicht für die Kinder kochte). Als Bill eine Beschreibung dieser Verhaltensweisen bekam, war es einfach eine Frage der Verhandlung, um diese Verhaltensweisen zu verändern. Der Ehemann stimmte niemals zu, ein Alkoholiker zu sein, und seine Frau änderte nie ihre Meinung darüber. Trotzdem waren sie in der Lage, sich so zu verändern, daß sie aufhören konnten, darüber zu streiten.

Wir haben in diesem Buch betont, daß wir niemanden anklagen wollen. Das bedeutet jedoch nicht, daß wir jeden Partner vom Haken lassen, wenn er sich unangemessen verhält. Wir betrachten jede Person als verantwortlich für ihre Handlungen. In der Sitzung widerstehen wir Einladungen jedes Partners, den anderen zu beschuldigen oder sich selbst für nicht verantwortlich zu erklären.

Wir arbeiteten mit einem Paar und fanden heraus, daß der Mann seine Frau geschlagen hatte. Als wir anfingen, dieses Thema zu diskutieren, bezeichnete die Frau ihren Mann als „Frauenschläger". Die Reaktion des Mannes auf die Äußerung seiner Frau: „Ich habe ihr eine geklebt. Das war eine impulsive Reaktion. Es hat mich mehr verletzt als sie." An diesem Punkt unterbrach Bill und sagte: „Also, wir könnten jetzt Ihre Frau nach ihrer Meinung fragen, aber die Hauptsache ist, daß wir alle davon überzeugt sein müssen, daß Sie sie nicht wieder schlagen werden, egal welche Provokationen es gibt." Wir diskutierten dann weiter, ob solch eine Sicherheit möglich sei und was in Zukunft getan werden müßte, um Gewalt zu vermeiden.

Als die Frau über ihn sagte, er sei ein Frauenschläger, etikettierte sie ihn in einer Weise, die Möglichkeiten verringerte. Der Mann entwertete das Erleben seiner Frau durch Gedankenlesen und Bagatellisieren („Es hat mich mehr verletzt als sie."). Auch redete er über seine Gewaltanwendung in einer Art, als sei er nicht verantwortlich („Ich habe ihr eine geklebt. Das war eine impulsive Reaktion."). Das suggeriert, daß das Verhalten seiner Frau ihn irgendwie gewalttätig *gemacht* hat. Die Art, in der wir antworteten, war darauf angelegt, auf dem schmalen Pfad zwischen Beschuldigung, Entwertung und Verantwortlichkeit zu wandeln. Anklagen schreiben einem anderen schlechte Absichten oder schlechte Charaktereigenschaften zu. Nicht verantwortlich zu sein soll heißen, daß jemand für sein Verhalten nicht zur Rechenschaft gezogen werden kann. Verantwortlichkeit garantiert, daß jeder Partner als Urheber seiner Handlungen persönlich die Verantwortung trägt.

Persönliche Macht

Wenn es zu Handlungen kam, die zu einem Bruch in der Beziehung geführt haben, stellt sich die Frage, was das Paar davon abhält, die Beziehung aufzulösen. Häufig ist das Paar so miteinander verhakt, daß das große Bild vom Kampf um unangemessenes Verhalten verdunkelt wird. Wir raten unseren Klienten, wenn sie ihren Partner mit seinem destruktiven Verhalten konfrontieren, sollen sie ihm verdeutlichen, wie wichtig er für sie ist, wie sehr sie ihn lieben und wie sehr sie sich wünschen, daß ihre Beziehung die Prüfung der Zeit überdauert. Es ist so machtvoll, zu jemandem zu sagen: „Ich liebe dich, und ich brauche wirklich deine Hilfe, um an dieser Beziehung festzuhalten. Diese Hilfe besteht darin, keine finanziellen Schwierigkeiten durch Spielschulden zu verursachen, damit meine Angst nicht zu groß wird, um in dieser Beziehung bleiben zu können." Wir nennen dies die Anwendung der persönlichen Macht.

Lucy und Charles standen kurz vor dem Abbruch ihrer Beziehung wegen allabendlicher Besuche, die Charles nach der Arbeit zusammen mit seinen Freunden einer Bar abstattete. Lucy hatte ihm schon klar zu verstehen gegeben, was sie wollte: Kein Autofahren, nachdem er getrunken hatte. Sie kam zu uns, um sich Rat zu holen, was sie als nächstes tun könne. Die Beziehung hatte sich so angespannt, daß das Wort „Liebe" lange Zeit nicht erwähnt worden war. Wir rieten Lucy, einen Brief zu schreiben und darin ihre Sorge um Charles und ihre tiefe Traurigkeit darüber zu äußern, daß sie ihn anscheinend an den Alkohol verlor, und ihre Angst, daß er vielleicht nicht mehr lange lebe.

Zufällig hatte Charles gerade in der Woche, in der sie ihm den Brief gab, einen Autounfall. Obwohl niemand ernstlich verletzt war, veränderte diese gewisse Dosis Realität zusammen mit Lucys liebevoller Bitte Charles Muster. Er hörte auf zu trinken und kam mit zur Therapie.

Konsequenzen, nicht Bestrafung

Auch wenn die Grenzen abgesteckt sind, verletzt manchmal einer der Partner sie weiter. An diesem Punkt raten wir dem gepeinigten Partner, mit Konsequenzen auf die Übertretungen zu antworten.

Zwischen Konsequenz und Bestrafung gibt es einen wichtigen Unterschied. Strafe wird im Zorn verhängt und ist ein Versuch, die Person, auf die sie gerichtet ist, zu bessern. Da unsere Interventionen nicht daran orientiert sind, den Kern einer Person oder ihre persönlichen Charakterzüge zu reparieren, zu verbessern oder zu verändern, vermeiden wir Bestrafung. Wir leiten unsere Klienten an, Ruhe zu bewahren und der Person, die sich nicht an die Regeln hält, zu sagen, welche Konsequenzen zu erwarten sind, und sie daran zu erinnern, daß ihr Ziel eine liebevolle Beziehung ist, eine Beziehung, die eine gewisse Sicherheit bietet, und der Schutz dieser Beziehung.

Ellie und Butch waren erst seit einem Jahr verheiratet. Für Ellie war es die zweite Ehe und für Butch die dritte. Ellie hatte ihn gleich nach der Entlassung aus seiner zweiten Entziehungskur wegen Medikamentenabhängigkeit kennengelernt. Er war nüchtern geblieben. Butch war arbeitsloser Musiker, und Ellie war eine sparsame Fabrikarbeiterin, die mehrere Jahre lang allein ein Haus unterhalten hatte.

Butchs Verhalten geriet mehr und mehr aus dem Gleis. Er hatte immer andere Entschuldigungen, warum er nicht arbeiten konnte, und fing an, regelmäßig Marihuana zu rauchen. Ellie zog daraufhin unter unserer Anleitung sich steigernde Konsequenzen. Als erstes lehnte sie es ab, ihm Geld zu geben. Die Hoffnung war, dies würde wenigstens seine Motivation, eine Arbeit zu suchen, steigern. Als er damit begann, ungedeckte Schecks auszustellen, um an seinen Stoff zu kommen, fand sie, daß der Begriff „gemeinsames Konto" hier zu weit ausgedehnt wurde. Sie schloß das Konto.

Butch fing an, Gegenstände aus ihrem Haushalt zum örtlichen Pfandleiher zu bringen, um Geld für seine Drogen zu bekommen. Er nahm jetzt Drogen und Alkohol zusammen. An diesem Punkt ermutigten wir sie, sich von ihm zu trennen.

Jede dieser sich stufenweise verschärfenden Konsequenzen war von sehr klaren Forderungen begleitet. Dabei ging es um ein Leben ohne Drogen, die Bewerbung um eine Arbeitsstelle und das Übernehmen von Arbeiten im Haushalt. Ellie war jedesmal sehr entmutigt, wenn sie von der Arbeit nach Hause kam und Hundehaufen auf dem Boden vorfand. Butch lehnte es ab, sie zu beseitigen, obwohl es seine Hunde waren und er den ganzen Tag zu Hause war. Wir waren darauf bedacht, daß Butch ganz genau wußte, was er zu erwarten hatte, daher brachten wir Ellie dazu, ihre Bitten schriftlich zu stellen.

Butch wurde beleidigend und mißhandelte sie schließlich körperlich. Ellie zögerte immer noch, sich scheiden zu lassen. Dann bekam Butch eine Stelle und ging in den Süden, um dort Musik zu machen. Ellie fühlte sich etwas erleichtert, als Butch fort war und die Dinge ein wenig hoffnungsvoller aussahen. Zu diesem Zeitpunkt erfuhr sie, daß Butch eine Affäre hatte. Sie gab schließlich auf und ließ sich von ihm scheiden.

Wie diese Geschichte zeigt, wirken in Aussicht gestellte Konsequenzen nicht immer so, daß die Person, an die sie gerichtet sind, ihr Verhalten ändert. Sie helfen jedoch zu verdeutlichen, daß die Person, die sich gefährlich oder destruktiv verhält, verantwortlich ist. Sie helfen auch dem Partner, sich aus der passiven Opferrolle herauszubewegen. Nach der Scheidung fragten wir Ellie, ob sie glaube, wir hätten sie eher zu einer Scheidung bewegen sollen. Sie sagte, sie sei froh, daß sie sich so stark bemüht habe. Es gäbe ihr das Gefühl, daß sie alles für ihn getan habe, was sie konnte, und daß sie sich nichts vorzuwerfen habe, was die Scheidung betrifft. Ellie bedankte sich bei uns dafür, daß wir ihr durch alle Höhen und Tiefen beigestanden waren. Zwei Jahre später heiratete sie einen wirklich netten Mann, der sehr liebevoll zu ihr war.

Ein anderes Paar, mit dem wir arbeiteten, hatte mit diesem Ansatz mehr Erfolg.

> Frank und Tammy waren seit 12 Jahren verheiratet. Frank hatte Tammy während der ganzen Zeit ihrer Beziehung körperlich mißhandelt, und sie war bereit, ihn trotz der zwei Kinder und der finanziellen Härte, die sie erwartete, zu verlassen. Sie hatte sich schon zweimal von ihm getrennt. Das eine Mal hatte es bis zum Tag vor dem Termin beim Scheidungsgericht gedauert, aber Frank hatte sie immer wieder überredet, die Beziehung fortzusetzen. In der Sitzung versprach uns Tammy in Anwesenheit Franks, daß sie die Scheidung durchziehen würde, ohne auch nur einmal mit ihm darüber zu diskutieren, wenn Frank sie je wieder im Zorn berühren sollte. Frank war schließlich von Tammys Absicht überzeugt, dies durchzuziehen, falls er erneut gewalttätig würde. Wir hörten ein Jahr später von ihnen, daß er sie seit dieser Zeit nicht mehr mißhandelt hatte.

Konsequenzen sind notwendig, wenn ein Partner nicht damit aufhört, die Grenzen dessen zu überschreiten, was als tragbar angesehen werden kann. Die Spitze unserer Hierarchie der Konsequenzen ist die Beendigung der Beziehung. Wir fühlen uns sehr verpflichtet, Beziehungen zu retten, und haben insgesamt nicht öfter als ein dutzendmal zur Scheidung geraten. Da wir seit über 15 Jahren therapeutisch tätig sind, sollte klar sein, daß wir meistens der Meinung sind, daß Hoffnung besteht. Wir sind beide entschieden gegen Gewalt; wenn in einer Beziehung weiterhin Gewalt angewandt wurde, war das meist für uns der Grund, eine Scheidung zu empfehlen. Wir legen unseren Klienten eindrücklich nahe, nicht mit Scheidung zu drohen, aber wenn das Ende der Fahnenstange erreicht ist, dann ist es eine Frage der Fairneß, daß der Partner weiß, wohin sein Verhalten aller Wahrscheinlichkeit nach führen wird.

Eskalierende Interventionen bei destruktivem/ schädigendem Verhalten in Beziehungen

1. Kläre die Beschwerden und Forderungen.
2. Verändere die Muster rund um das Problem.
3. Kläre die Grenzen des Verhaltens und der Verantwortlichkeit.
4. Bringe die Person, welche die Veränderung wünscht, dazu, ihre persönliche Macht anzuwenden, wenn es darum geht, daß der Partner die Grenzen einhalten soll.
5. Hilf dem Partner oder dem Paar, Konsequenzen festzulegen und zu ziehen.
6. Bringe den Grenzverletzer dazu, sein Verhalten wiedergutzumachen und seine Verpflichtung, sich an Grenzen zu halten, nochmals zu versichern.

Wiedergutmachung leisten

Wenn der Partner, der in der Vergangenheit die Grenzen verletzt hat, es will, dann helfen wir ihm, den Schaden wiedergutzumachen. Zuerst muß er seine Handlungsweise in dieser Angelegenheit ohne Entschuldigungen eingestehen. Dies ist der Verantwortlichkeitsteil. Er muß keine Anklagen akzeptieren, nur die Verantwortung. Der zweite Wiedergutmachungsschritt des Grenzverletzers besteht in dem Angebot eines Schadensersatzes, um das verlorene Vertrauen wiederherzustellen. Der Betreffende kann zum Beispiel anbieten, in eine Gruppe für mißhandelnde Männer zu gehen oder den Partner in den nächsten paar Jahren all seine Post öffnen lassen, um sicherzugehen, daß die Person, mit der er eine Affäre hatte, keinen Kontakt mehr zu ihm aufnimmt. Ein Mann bot seiner Frau an, sie könne zu jeder Zeit zu ihm hereinkommen oder ihn anrufen, wenn er bei der Arbeit sei oder bei einer geselligen Veranstaltung, um ihr zu versichern, daß er sie nicht länger darüber belügt, wo er sich befindet (wie er es tat, als er eine Affäre hatte). Eine Frau schrieb ihrer Partnerin eine Entschuldigung, daß sie sie geschlagen habe, und versprach ihr, in ihrer Beziehung niemals wieder körperlich gewalttätig zu werden. Manchmal sind solche Versprechungen nichts als leere Worte. Für diese beiden Frauen, die Partnerin, die den Brief schrieb, und die, die ihn erhielt, war es eine bedeutungsvolle Entschuldigung und Verpflichtung. In anderen Fällen ist es für den Grenzverletzer wichtig, durch Handlungen, die innerhalb der Grenzen bleiben, mit der Zeit für seine erneuerte Verpflichtung wieder Glaubwürdigkeit zu gewinnen.

Wie man Grenzverletzer bei der Wiedergutmachung unterstützt

1. Bringe die Person, die die Grenzen verletzt hat, dazu, dies zuzugeben und keine Entschuldigungen dafür vorzubringen.
2. Bringe den Grenzverletzer dazu, eine Wiedergutmachung anzubieten oder etwas zu tun, um das Vertrauen wieder herzustellen. Laß die Person, deren Grenzen verletzt wurden, entscheiden, ob sie überhaupt eine Wiedergutmachung wünscht, und wenn ja, welcher Art.
3. Bringe den Grenzverletzer dazu, die Grenzen, auf die man sich geeinigt hat, anzuerkennen und im Laufe der Zeit durch seine Handlungen zu zeigen, daß er sich diesen Grenzen verpflichtet fühlt.

Einzelsitzungen versus gemeinsame Sitzungen

Wir ziehen es vor, das Paar in einer gemeinsamen Sitzung zu sehen, wenn wir Grenzen klären und Konsequenzen festlegen. Aber das ist nicht unbedingt erforderlich. Wir glauben, daß die veränderte Haltung einer Person zu einer Wende im Beziehungsgeschehen führen kann. Das trifft sogar auf destruktives und verletzendes Verhalten zu. Wir haben oft nur eine Person in unserer Praxis – diejenige, die in Gefahr ist oder deren Vertrauen ständig mißbraucht wird oder die das Trinken oder den Drogenmißbrauch des Partners nicht mag. Wir achten darauf, nicht irgendwie anzudeuten, daß derjenige, der bei uns ist, das Problem hat oder Teil des Problems ist (wie manche systemische Therapeuten glauben). Unsere Haltung ist, daß jede Person in einer Zweierbeziehung die Möglichkeit hat, einen Unterschied zu bewirken.

Wenn wir einem besonders schwierigen Paar begegnen, beginnen wir im allgemeinen mit dem einfachen Klären von Forderungen und Grenzen. Dann bewegen wir uns die Stufenleiter hinauf zur Anwendung der persönlichen Macht und kommen schließlich zu den Konsequenzen, deren letzte die Scheidung ist. Nur einem kleinen Prozentsatz der Paare, mit denen wir arbeiten, ist nicht zu helfen. Die meisten Therapeuten, die mit Paaren arbeiten, werden früher oder später dieses Handwerkzeug benötigen.

9. Baue eine Wagenburg und hüte Dich vor der Dreiecksbeziehung!

Kinder, Familie und Scheidung

In diesem Kapitel widmen wir uns einigen Themen, die in der Arbeit mit Paaren auftauchen, wenn auch nicht so häufig wie die bisher behandelten Punkte. Dabei geht es um das Setzen von Grenzen gegenüber Kindern und Schwiegereltern und um die Schwierigkeiten, die beim Zusammenleben in Stieffamilien auftreten. Wir nehmen auch das Thema Scheidung wieder auf; obwohl wir uns in unserer Arbeit sehr darum bemühen, Scheidungen zu verhindern, sind sie in manchen Fällen unvermeidlich. Wir bieten ein paar Leitlinien dafür, die Scheidung und ihre Nachwirkungen leichter handhabbar und nicht so destruktiv zu machen.

Wir achten darauf, dem Paar, mit dem wir arbeiten, nicht unsere Geschichten und Werte überzustülpen. Trotzdem konnten wir ein paar allgemeine Strategien feststellen, die Paaren helfen können, typische Probleme mit Kindern, erweiterten Familien und der Scheidung zu vermeiden oder zu klären. Es gibt zwei allgemeine Themen, die sich durch dieses Kapitel ziehen. Das erste ist die Vermeidung von Dreiecksbeziehungen, und das zweite ist die Unterscheidung zwischen der ehelichen Beziehung und der elterlichen oder anderen familiären Beziehungen.

Vorsicht vor Dreiecksbeziehungen!

In diesem Kontext bedeutet Dreieck drei Menschen. Wenn wir sagen: „Vorsicht vor Dreiecksbeziehungen“, so meinen wir, daß man es so weit wie möglich vermeiden sollte, eine Botschaft an jemanden von einer dritten Person überbringen zu lassen. Wenn Sie jemals bei einem Kindergeburtstag das Spiel „Stille Post" gespielt haben, dann haben Sie einen Schimmer vom Problem der Dreiecksbeziehung erhaschen können. Bei diesem Spiel flüstert jemand eine Botschaft in das Ohr der Person, die neben ihm sitzt. Diese Person wispert nun wiederum die Mitteilung in das Ohr ihres Nachbarn. Wenn die Nachricht die letzte Person erreicht hat, wird sie laut von ihr wiederholt. Zwangsläufig ist die Botschaft durch die häufige Wiederholung vollkommen verdreht worden. Das erste Problem der Triangulierung ist, daß Botschaften oft entstellt oder verändert werden, wenn sie einen Umweg machen.

Die zweite Schwierigkeit bei der Dreiecksbeziehung ist, daß die Person in der Mitte sich meistens beiden Seiten gegenüber loyal fühlt. Wenn ein Elternteil das Kind in das neue Heim des anderen Elternteils schickt, um zu spionieren und über die neue Beziehung des ehemaligen Partners zu berichten, so wird das Kind damit in Konflikte geraten.

Wir versuchen daher unsere Klienten zu veranlassen, direkt miteinander zu kommunizieren und zu interagieren und Dreiecke zu vermeiden.

Halten Sie die eheliche Beziehung von der familiären/elterlichen Beziehung getrennt

Immer wieder haben wir Paare gesehen, bei denen nach Ankunft der Kinder Probleme in der Ehe begannen. Eine Möglichkeit, dies zu vermeiden, besteht darin, klare Grenzen um die eheliche Beziehung zu ziehen. Dies kann erreicht werden, indem man das Paar dazu bringt, auch Zeit ohne die Kinder zu verbringen, Schlösser an der Tür seines Schlafzimmers anzubringen, Ausflüge fort von zu Hause und den Kindern zu unternehmen, zusammen die Regeln für die Kinder zu bestimmen usw.. Wobei wir den Paaren dann üblicherweise helfen, ist, eine Wagenburg um ihre eheliche Beziehung zu bauen und aufzupassen, daß keine Kraft von außen (Kinder, Mitglieder der Ursprungsfamilie, Arbeit, Haushaltspflichten usw.) in die Beziehung eindringen kann. Werden diese Grenzen klar eingehalten, kann dies sogar nach Auflösung der Ehe hilfreich sein. Während der Scheidung ist es wichtig, im Auge zu behalten, daß sich die elterliche Beziehung fortsetzen wird, die eheliche jedoch nicht.

Wir kennen einen Therapeuten, der Unterricht darin gibt, wie man es schafft, daß die Ehe die Elternschaft überlebt. Die Idee, daß Ehen durch Kinder stark belastet werden, stimmt mit unseren Erfahrungen als Therapeuten und als Eltern überein. Paare vernachlässigen häufig ihre Beziehung, wenn sie sich zu sehr auf die Kinder konzentrieren und die Anforderungen von Elternschaft und Ehe nicht im Gleichgewicht halten. Arbeiten beide Elternteile außer Haus, bewirkt das schlechte Gewissen, das Kind tagsüber in einer Pflegeeinrichtung zu lassen, und die große Müdigkeit, daß das Paar wahrscheinlich viel weniger ausgeht.

Der extremste Mangel an ehelichen Grenzen, der uns je begegnet ist, war der eines Paares mit nur einem einzigen Kind, einer 10 Jahre alten Tochter. (Unserer persönlichen und beruflichen Erfahrung nach ist es für ein Einzelkind viel leichter, übermäßig in die Ehe der Eltern verstrickt zu werden.) Wenn die Eltern versuchten, an einem Abend ohne die Tochter auszugehen, legte sie sich in die Ausfahrt, um so die Abfahrt ihrer Eltern zu verhindern. Dieses kleine Mädchen stellte eine Frage, die sicherlich den Preis des Jahres für die vertrackteste Frage gewinnen würde. Als sie entdeckte, daß der Hochzeitstag ihrer Eltern heranrückte, fragte sie: „Wohin werden wir an unserem Hochzeitstag gehen?"

> Bei diesem Paar legten wir den Schwerpunkt auf Aufgaben, die helfen, die elterliche Beziehung klar von der ehelichen zu trennen. Dazu gehörte, daß das Paar jede Woche eine bestimmte gemeinsame Zeit zusammen außerhalb des Hauses verbrachte. Wir halfen ihnen, Freizeitbeschäftigungen zu finden, welche die Tochter gern mochte (z.B. Rollschuh laufen mit Freunden und Tanzstunden nehmen), und es so einzurichten, daß diese Aktivitäten abends stattfanden, wenn die Eltern auch Verabredungen außerhalb hatten. Das brachte das Kind mehr mit Gleichaltrigen zusammen, so daß sein soziales Leben in normale Bahnen geführt wurde. Die Eltern wurden entlastet und konnten auch Zeit ohne die Tochter verbringen.

Obwohl wir auch ähnliche Probleme bei Paaren erlebten, die mehr als ein Kind hatten, hier eine weitere Einzelkindfamilie mit den gleichen Schwierigkeiten.

Kay und Jack hatten sich scheiden lassen und überlegten jetzt, ob sie mit ihrer Ehe einen zweiten Versuch starten sollten. Sie hatten ein Kind, Tracy, 11 Jahre alt, das von der Mutter während des Scheidungsprozesses ins Vertrauen gezogen worden war. Auslöser für die Scheidung war eine Affäre Jacks. Kay hatte die Affäre lang und breit mit Tracy besprochen. Natürlich hatte sie dabei kein schönes Bild von Jack gezeichnet. Jack beklagte sich darüber, Tracy sei bei jedem Gespräch, das Kay und Jack miteinander führten, anwesend und habe eine sehr negative Meinung darüber, daß ihre Mutter sich wieder mit ihrem Vater traf. Wir waren uns einig, daß Tracys Verwicklung in die eheliche Beziehung ausgeschaltet werden mußte, wenn es überhaupt eine Möglichkeit für einen Neuanfang und eine Arbeit an der Ehe geben sollte. Das wurde auf zwei Arten erreicht. Wir rieten Kay, Tracy zu sagen, ihre Ansichten über das, was ihr Vater und ihre Mutter in bezug auf die Ehe täten, würden nicht mit ihr diskutiert. Kay solle sagen, sie hätte Tracys Meinung schon verstanden und würde sie im Kopf behalten. Sie habe aber nicht die Absicht, dieses Thema weiter mit ihr zu erörtern. Jack bat darum, und Kay war damit einverstanden, daß sie, wenn er anruft, das Telefon mit in ein Zimmer nimmt, in dem Tracy sich nicht aufhält, so daß sie ein privates Gespräch führen könnten. Dies waren nur erste Schritte, aber die Voraussetzung für eine erfolgreiche Therapie.

Die andere Art, in der wir die Elternschaft in die Partnerschaft eingreifen sehen, ist die, daß Eltern oft verschiedener Meinung darüber sind, was man von den Kindern erwarten kann und wie man sie disziplinieren sollte.

Mary und Mark hatten eine große Familie mit sieben Kindern, die alle noch zu Hause waren. Es gab zwei Konfliktfelder, die gelöst werden mußten: Wie konnte man sich über die Regeln für die Kinder einigen, und wie konnte Mark mehr in seine Elternrolle einbezogen werden. Die Kinder waren meist mit ihrer Mutter im einen Lager, und der Vater, der ein hitziges Temperament hatte, war im anderen. Diese Aufteilung war mit Marys fundamentalistischer religiöser Philosophie, in der darauf Wert gelegt wurde, den Ehemann zu ehren, unvereinbar. Das machte eine Veränderung etwas leichter.

Beide Eltern fanden, das Verhalten der Kinder sei nahe daran, außer Kontrolle zu geraten. Wir fragten, wann sie das Gefühl gehabt hatten, im Umgang mit den Kindern als Gruppe erfolgreicher gewesen zu sein. Sie stellten fest, daß geschriebene Regeln besser funktioniert hatten. Wir handelten daher mit den Eltern eine Vereinbarung aus: Sie sollten sich außerhalb des Hauses verabreden, ohne daß die Kinder dabei wären (z.B. in einem Restaurant oder Park). Bei diesem Treffen sollten sie sich zusammensetzen und ein paar Regeln für die Kinder vorbereiten, mit entsprechenden Konsequenzen bei ihrer Nichtbefolgung. Dies hatte die doppelte Wirkung: die Eltern in ein Team zu bekommen und ihnen Zeit allein ohne die Kinder zu geben.

Oft wollen Paare ihre ehelichen Konflikte lösen und zu einer Extrasitzung kommen, um über ihre Probleme als Eltern zu sprechen.

Manchmal bitten Eltern um Richtlinien für Regeln. Das ist für uns ganz einfach: so wenig Regeln wie möglich aufstellen, in den meisten Regeln sollte es um die Beachtung des Raumes und des Eigentums anderer gehen, und die ernstesten Konsequenzen für all das ziehen, was lebensbedrohlich ist, wie z.B. mit Streichhölzern spielen, betrunken Auto fahren.

Fast alle Prinzipien, die wir bei Paaren anwenden, finden auch in Fragen der Elternschaft Anwendung. Ein Beispiel für das Konzept, bei dem es um die Forderung von Verhaltensänderung statt um Änderung des Erlebens geht, stammt aus einer von Bills Therapien. Bill arbeitete mit einer Familie, die mit dem Verhalten ihres jugendlichen Sohnes unzufrieden war.

Die Eltern waren aufgebracht darüber, in welch erbärmlichem Zustand sich das Zimmer ihres Sohnes befand. Sie hatten mit ihrem Sohn zum soundsovielten Male dieses Thema besprochen, es hatte nichts genützt. Bill stellte fest, daß keiner von ihnen ein klares Bild davon hatte, wie ein sauberer Raum aussah, und besonders, wann er für sauber gehalten wurde. Bill führte sie in Videogesprächsform zu immer genaueren Beschreibungen dessen, was sie denn nun wollten. Schließlich kamen sie zu folgender Vereinbarung: Einmal in der Woche hat der Sohn alle schmutzigen Kleidungsstücke aus dem Raum zu entfernen, die sauberen Sachen aufzuhängen oder wegzulegen und die Bettücher zu wechseln, staubzusaugen und Staub zu wischen. Sie einigten sich darauf, daß diese Aufgaben am Freitag bis spätestens 16.30 Uhr erledigt sein mußten und daß er am Abend nicht weggehen dürfte, wenn nicht alles fertig war. Als die Familie schon dabei war zu gehen, sagte die Mutter: „Ja, aber ich will, daß er sein Zimmer sauber machen möchte.“ Bill versicherte ihr, daß er als Mann von fast 30 Jahren (das liegt jetzt schon ein paar Jahre zurück) immer noch nicht sein Zimmer aufräumen möchte. „Bringen Sie ihn einfach dazu, sein Zimmer aufzuräumen. Vielleicht möchte er, wenn er 30 ist, sein Zimmer aufräumen."

Pat hat ihre Doktorarbeit über eheliche Zufriedenheit geschrieben. Aus der gesichteten Literatur geht völlig klar hervor, daß Elternschaft, besonders bei Kindern im Schulalter, und Berichte über eheliches Glück negativ korreliert sind. Die Herausforderung, die Ehe zu erhalten und gleichzeitig Kinder groß zu ziehen, kann noch dadurch verstärkt werden, daß die Kinder biologisch nicht von beiden Elternteilen stammen.

Stieffamilien und gemischte Familien

Als Bill sich der Tatsache gegenüber sah, Stiefvater zu werden, kannte er schon drei Möglichkeiten, Stiefvater zu sein, die nicht funktionierten. Die erste war, in die Familie zu gehen und jeden wissen zu lassen, er sei der Meinung, Pat und ihr erster Mann hätten diese Kinder verzogen, und er sei nun hier, um die Dinge wieder auf den rechten Weg zu bringen. Das zweite unwirksame Modell ist der Versuch, für die Kinder aus dem Stand heraus ein lieber Kumpel zu sein. „Wir sind jetzt alle eine glückliche Familie. Wir *lieben* einander." Um ihren biologischen Elternteil zu beruhigen, fühlen sich die Kinder oft gezwungen, bei dieser Scharade mitzuspielen. Im Inneren empfinden sie jedoch nicht plötzlich Liebe. Das dritte nicht funktionierende Modell ist, mit dem biologischen Elternteil abzusprechen, was dieser in bezug auf die Kinder möchte und was nicht. Das ist die Dreiecksmethode. Wir haben die undurchführbaren Aspekte dieser Strategie schon diskutiert.

Da Bill wußte, was nicht klappt, suchte er nach irgendeinem Modell, das funktionieren würde. Das Modell, das er für seine Rolle als Stiefvater schließlich wählte, war das eines Stubenkameraden. Was er sich von den Kindern erbat und was er ihnen zu geben versuchte, war das „Verhalten eines guten Stubenkameraden". Gute Zimmergenossen machen ohne Erlaubnis keine Unordnung im Bereich des anderen, sie halten gemeinsame Räume sauber, bei der

Benutzung gemeinsamer Sachen sind sie rücksichtsvoll, z.B. mit dem Telefon, und sie machen keine lauten, aufdringlichen Geräusche, wenn der Zimmernachbar gerade etwas tut, das Ruhe erfordert. Wenn wir mit Stieffamilien arbeiten – oder jeder anderen Familie mit älteren Kindern – erzählen wir ihnen häufig, wie dieser Ansatz für uns in befriedigender Weise funktioniert hat.

Es gab da noch einen Teil, der für uns ebenfalls wichtig war und den wir den Stieffamilien auch mitteilen. Es ist der Punkt, Triangulierungen zu vermeiden. Damit ist die Weitergabe von Botschaften gemeint. In unserer Familie kam es wegen Nick, unserem ältesten Sohn, zur Triangulierung. Nick ist inzwischen über zwanzig Jahre alt und hat sich wundervoll entwickelt. Aber eine Zeitlang war er der rechtmäßige Gewinner des Debattierclubs! Wir mögen alle gern Musik, und manchmal gab es Streit darum, wer die ziemlich umfangreiche Musikanlage benutzt hatte. Bill war ärgerlich, wenn Nick als Teenager die Musikanlage nicht ausschaltete. Wir merkten schnell, daß Pat unter der Bürde, das Sprachrohr (die Ecke des Dreiecks) für die beiden sein zu müssen, zerdrückt wurde. Nick und Bill begannen direkt miteinander zu kommunizieren, und Pat konnte sich raushalten. Das half allen.

Die Frage des Setzens von Grenzen kann für jede Familie ein Problem darstellen, verstärkt wird es jedoch im Zusammenleben einer Stieffamilie.

> Craig und Sandy waren seit zwei Jahren verheiratet, als Craigs Tochter Cherise, etwas über zwanzig Jahre alt, wieder zurück in die Familie kam (die jetzige Generation der jungen Erwachsenen wurde die „Baby-Bumerangs“ genannt, weil sie immer wieder in das Haus ihrer Eltern zurückkehrt). Die Schwierigkeiten verschlimmerten sich wahrscheinlich dadurch, daß Sandy selbst keine Kinder hatte. Ihre Toleranz war daher niedriger, als sie wohl sonst gewesen wäre. Craig hatte sich der Kinder wegen sehr schuldig gefühlt. Hauptsächlich weil er sich beim ersten Mal so eine sonderbare Frau als Gattin ausgesucht hatte. Fast während der ganzen Kindheit der beiden Mädchen hatte er das Sorgerecht.
>
> Nun war Sandy mit ihren Nerven am Ende. Sie war eine ordentliche Person und ärgerte sich über das Chaos, das durch Cherises Rückkehr entstanden war und dessen Ende nicht in Sicht war. Wir halfen ihnen, Streit darüber zu vermeiden, wer Recht hätte und wer falsch läge, und handelten Vereinbarungen aus, wie

lange Cherise bleiben würde, für was die Eltern finanzell verantwortlich wären und was Craig bereit wäre, von Cherise als Gegenleistung für freie Kost und Logis zu fordern.

Craig bat Cherise, einmal pro Woche eine Mahlzeit zu kochen, den Müll rauszutragen und die gebrauchten Handtücher zu waschen. Dafür hatte sie freies Essen und Wohnen. Diese Vereinbarungen beschwichtigten Sandy. Nach zwei Monaten zog Cherise aus, was eine Erleichterung für alle Parteien war.

Bei Grenzfragen geht es darum, wer wo wann lebt, wem es erlaubt ist, zu welchen Themen etwas zu sagen, wer sich an bestimmten Orten aufhält (z.B. dem Schlafzimmer der Eltern) und was man mit seiner Zeit anfängt.

Alan und Nancy waren beide zum dritten Mal verheiratet. Nancys erwachsener Sohn war gerade einen Monat eingezogen, bevor die Situation in solchem Maße eskalierte, daß das Paar zur Therapie kam. Nancy sagte, Allan verhalte sich „mürrisch" und drücke damit sein Mißfallen aus, Kinder um sich zu haben. Wir bekamen eine Beschreibung in Videogesprächsform, wie „Mürrischsein" aussieht. Es ging hauptsächlich um den Ton in seiner Stimme und um die Forderung, was Nancy denn lieber sehen würde. Nancy bat, Allan möge liebenswürdigere Worte benutzen, z.B. „bitte" und „danke" sagen und mit einem anderen Ton.

Wir erzählten ihnen eine der Geschichten aus der frühen Zeit unserer Stieffamilie. Pat fand, daß Bill Zack, ihrem jüngsten Sohn, gegenüber ein wenig kritisch war. Pat bat Bill, Zack wenigstens einmal am Tag ein Kompliment zu machen. Bill war einverstanden und sagte, das sei leicht, denn Zack sei so ein gutes Kind. Nachdem Nancy diese Geschichte gehört hatte, wurde ihr die darin enthaltende Botschaft klar: Allan zu etikettieren und ihm Predigten zu halten würde das Problem nicht lösen. Sie begann sich auf Bitten an ihn zu konzentrieren.

Wir scherzen manchmal mit Paaren: Wenn wir eine gemischte Familie sind, dann müssen wir noch ein bißchen länger im Mixer verquirlt werden, denn wir sind immer noch etwas klumpig. Tatsächlich haben sich mittlerweile unsere Schwierigkeiten gut geglättet. Allerdings gab es bei uns genug Konflikte, um viel Einfühlungsvermögen für die Schwierigkeiten von Paaren, die eine Stieffamilie bilden, zu gewinnen.

Probleme mit Ursprungsfamilien

Wir haben festgestellt, daß die für Kinder erwähnten Prinzipien genausogut im Umgang mit der Ursprungsfamilie jedes Partners anwendbar sind: Setze angemessene Grenzen, kommuniziere über Fakten, nicht über Geschichten, bitte um das, was du möchtest, vermeide Triangulierung und verändere die Muster.

Rayne und Luke standen mit Lukes Familie in ständigem Kontakt, weil sie zusammen als Großfamilie einen Bauernhof bewirtschafteten. Lukes Mutter bot Rayne ihren Rat bei der Dekoration des Hauses an, welches der Schwiegermutter gehört hatte. Sie sagte ihr, wie sie die Kinder erziehen sollte und wie man den Haushalt führte. Raynes Muster war es, ihrer Schwiegermutter den empfundenen Ärger nicht zu zeigen, sondern ihn für sich zu behalten und dann Luke für das Verhalten seiner Mutter heftig zu schelten. Wir unternahmen drei wichtige Dinge: Wir unterstützten Rayne bei der Änderung ihres Musters: Sie sollte mit ihrer Schwiegermutter direkt besprechen, was sie ärgerlich machte, und zwar in einer taktvollen Weise, die erst einmal eine gute Absicht der Schwiegermutter anerkannte. Wir veranlaßten das Paar einzuwilligen, ein paar Grenzen zu ziehen, denn die Schwiegermutter schneite zu jeder Zeit herein. (Das Paar vereinbarte, die Schwiegermutter zu bitten, nach 19.30 Uhr nicht mehr herüberzukommen, da das die Zeit für die Familie war.) Wir halfen Rayne, ihre Bitten in Videogesprächsform zu äußern, damit sie feststellen konnte, ob sie die gewünschten Ergebnisse bei ihrer Schwiegermutter auch erreichte oder nicht.

Die Vermeidung einer grausamen Scheidung

Unerschrockene Retter der Ehe

Wir entschuldigen uns nicht, unerschrockene Retter der Ehe zu sein (Weiner-Davis 1987). Unserer Ansicht nach kommen Leute in unsere Praxis, um herauszufinden, was sie tun können, damit ihre Ehe funktioniert und sie zusammenbleiben können. Unter dieser Voraussetzung arbeiten wir, bis wir etwas anderes hören oder bis es offensichtlich für uns und das Paar ist, daß keine Hoffnung auf ein Zusammenleben der beiden Partner mehr besteht. Trotzdem treffen wir Vorkehrungen, um die Sicherheit eines jeden zu gewährleisten. Wir glauben, daß sogar in Fällen, bei denen es zu körperlicher Gewalt gekommen ist, das Paar oft zusammenbleiben kann. Obwohl wir nicht der Meinung sind, daß eine Scheidung schlimm, verletzend und überflüssig sein muß, leiden die meisten Menschen (und ihre Kinder) im Verlaufe einer Scheidung erbärmlich.

Oft geben Therapeuten bei Paaren zu schnell auf oder sagen Dinge, die die Idee der Scheidung im Kopf der Ehepartner säen. Wir haben anfangs das Paar erwähnt, das zu uns kam, nachdem ihr Therapeut nach nur einer Familiensitzung mit ihrem Sohn gesagt hatte: „Ich möchte ja keine Bombe fallenlassen, aber ich glaube, daß Sie beide vielleicht einfach gar nicht verheiratet sein wollen." Wir brauchten drei Sitzungen, um den Schaden, den diese Erklärung auslöste, wiedergutzumachen. Bei Supervisionen, die wir viele Jahre durchführten, stellten wir fest, daß einige Therapeuten, besonders wenn sie selbst nicht das Elend einer Scheidung erfahren haben, überheblich sind und Erklärungen abgeben, welche die Paare zum Aufgeben ermuntern. Laden Sie die Leute ein, dabei zu bleiben, oder pflanzen Sie Ideen, welche die Erlaubnis geben, die Sache aufzugeben? Das Aufzeichnen und Abhören der eigenen Sitzungen hilft einem manchmal zu merken, was man eigentlich sagt, und zu vermeiden, unabsichtlich zum „Ehe-Entmutiger" zu werden.

Aus persönlicher und beruflicher Erfahrung verstehen wir aber, daß der Punkt des „Genug-ist-genug" erreicht werden kann. Wir hatten beide relativ freundliche Scheidungen, bei denen wir in beiden Fällen nur einen Anwalt brauchten. Andere haben sich mit ihren Scheidungen nicht so leicht getan. Wenn die Scheidung bitter zu werden droht, haben wir verschiedene Empfehlungen.

Die erste und beste Empfehlung ist es, den Paaren zu helfen, die Vergangenheit beiseite zu lassen und sich statt dessen auf die Gegenwart und die Zukunft zu konzentrieren. Sie werden wahrscheinlich die alten Eheprobleme niemals lösen, und der Versuch, das zu tun, führt typischerweise zu weiteren Konflikten. Wir haben Leute gesehen, die versuchten sich selbst zu verstehen, indem sie ihre ehemaligen Partner nach ihrer Ansicht befragten. Das ist kein guter Ort, um nach einer genauen Rückmeldung zu fragen. Wir helfen den Klienten statt dessen Bitten bezüglich des zukünftigen Verhaltens des Exehepartners zu stellen. Wir empfehlen, diese Bitten auf Bereiche zu beschränken, die nach Auflösung der Ehe noch relevant sind, wie z.B. gemeinsame finanzielle Angelegenheiten, Gesundheit, Wohlbefinden, Erziehung der Kinder und rechtliche Punkte. Alle anderen Themen sollten tabu sein.

Shirley und Ken waren seit über einem Jahr geschieden, aber die Scharmützel setzten sich fort und begannen sich negativ auf ihre beiden Kinder auszuwirken, die wiederholt in den Konflikt hineingezogen wurden. Wir schlugen Shirley, die als einzige zur Therapie kommen wollte, vor, sie solle es sich zur Regel machen, mit den Kindern nicht die Konflikte zu besprechen, die sie mit deren Vater hatte. Wir rieten ihr auch, die Kinder zu bitten, wann immer ein Thema aufkäme, das mit ihr zu tun hätte, dem Vater zu sagen: „Warum besprichst du das nicht mit Mama?"

Unter dem Vorwand, über die Kinder sprechen zu wollen, kam Ken auf alte Themen der Ehe zurück. Er analysierte die gegenwärtigen Probleme der Kinder im Zusammenhang mit Shirleys Familie und Charakter. Wir rieten Shirley, den Köder nicht zu schlucken. Wir empfahlen ihr, einfach zu sagen, daß sie nicht bereit sei, seine Theorien über das Verhalten ihrer Kinder zu diskutieren, solange er nicht irgendeine konkrete Handlung von ihr erbitte. Als Merkzettel klebte sie ein Stückchen Papier ans Telefon, auf dem vermerkt war: „Gesundheit, Erziehung, Besuchsregelung der Kinder". Das half ihr zu vermeiden, sich in diese unproduktiven Gespräche verwickeln zu lassen.

Als nächstes können die von uns im Kapitel 6 empfohlenen Heilungszeremonien für die Parteien nützlich sein, um vergangene Beziehungen oder Themen hinter sich zu lassen und nach vorn zu blikken. Manchmal entstehen Probleme, weil jemand mit der Ehe oder mit ein paar ehelichen Themen noch nicht abgeschlossen hat. Rituale können hier helfen, derartige Angelegenheiten zu einem Abschluß zu bringen.

Als Therapeuten haben wir oft ein Gefühl des Verlustes und Versagens, wenn sich ein Paar scheiden läßt, abgesehen von den Fällen, in denen sich ein Ehepartner auf besonders extreme Weise unangemessen verhält. Eine der Tröstungen, die wir anbieten, ist, daß es für uns beide keinen Weg gegeben hätte, so glücklich zu werden, wie wir jetzt sind, wenn wir nicht durch diesen Prozeß gegangen wären. Nur die Zeit wird sicher sagen können, ob die Paare, die sich scheiden ließen, ein glücklicheres Leben gefunden haben oder nicht und ob sie die Scheidung als einen Erfolg betrachteten.

10. Warum sollte Ihre Vagina anders als ihr Ohr sein?

Intimität und Sex

Da Intimität und Sex für viele Paare, die zu uns kommen, ein so entscheidendes Thema sind, haben wir uns entschlossen, diesem speziellen Bereich ein eigenes Kapitel zu widmen.

Intimität herstellen

„Intimität" ist eine dieser Worthülsen, die wir schon zu Beginn des Buches erwähnten. Für jeden bedeutet sie etwas anderes. Wenn es Beschwerden gibt, welche die Intimität betreffen, bitten wir jeden Partner um eine Beschreibung von Intimität in Videogesprächsform. Für einige heißt Intimität ein Gespräch zu führen, für andere ist die Berührung entscheidend. Jemand sagte einmal: Um mit einem Mann schlafen zu wollen, muß eine Frau sich ihm nahe fühlen – um sich einer Frau nahe zu fühlen, muß ein Mann mit ihr schlafen. Das ist für uns ein bißchen zu verallgemeinert (und erklärt nicht, warum gleichgeschlechtliche Paare ähnliche Unterschiede erleben), aber es weist auf eine Ursache von Problemen mit der Intimität hin, die Paare erleben. Menschen haben oft unterschiedliche Bedürfnisse nach Nähe und machen sich nicht klar, daß ihre Partner ihre Sichtweise vielleicht nicht teilen.

Wir stellen Fragen nach einer Beschreibung in Videogesprächsform, die gleichzeitig eine positive Erwartung auf das langsame Erreichen von Intimität erzeugen: „Was werden Sie tun, wenn Sie sich dem anderen wieder nahe fühlen?"

> Elizabeth und Roger waren seit 12 Jahren verheiratet. Ihre berufliche Laufbahn war erfolgreich, und sie hatten zwei Kinder im Alter

von 5 und 7 Jahren. Sie klagten beide über fehlende Nähe, und obwohl sie nicht an Scheidung dachten, wußten sie, daß die Dinge zwischen ihnen nicht zum besten standen. Sie konnten sich nur schlecht daran erinnern, was in ihrer Beziehung vor sich gegangen war, als sie sich noch nahe waren. Wenn sie sich vorstellten, zusammen im Bett zu liegen und sich bis zum Morgen zu lieben, fühlten sie sich entmutigt, weil das mit Kindern im Haus nicht denkbar war. Auf unsere beharrliche Frage, was sie denn tun würden, wenn sie einander näher wären, gaben sie uns aber genügend Beschreibungen, so daß wir ihnen helfen konnten, einen Weg zu dieser Nähe auszudenken. Wir ersannen zwei Pläne: Der erste war, dafür zu sorgen, daß die Kinder sie am Samstag wenigstens eine Weile allein lassen. Das hieß, ein kleiner handlicher Krug mit Milch, zwei Schüsselchen und zwei Löffel mußten für die Kinder an einem erreichbaren Ort deponiert werden; ein Videofilm, den man sich nur am Samstagmorgen ansehen konnte, mußte ausgeborgt werden; und dann war der ganze Plan noch mit den Kindern zu besprechen. Der zweite Plan umfaßte einen Wochenendausflug mit Übernachtung in einem örtlichen Hotel und die Einbestellung eines Babysitters, der bei den Kindern blieb. Beide Verabredungen funktionierten gut, um einen Kontext für Intimität zu schaffen.

Anleitung zur Intimität für Marsmenschen

Obwohl jeder Partner und jedes Paar seine eigenen Vorstellungen hat, was zu Intimität führt, haben wir ein paar allgemeine Elemente der Intimität herausgefunden, die für die meisten Menschen unserer Kultur zutreffen. Wir benutzen diese Prinzipien häufig, um Klienten zu helfen, ihre eigene, einzigartige Definition von Intimität zu formulieren. Wir nennen dies: „Anleitung zur Intimität für Marsmenschen", denn sie versucht die Frage zu beantworten: Was würde ein Marsmensch, der auf die Erde kommt, um zu studieren, wie Erdlinge Intimität herstellen, herausfinden?

Als erstes würde unserem Anthropologen vom Mars auffallen, daß Leute, die einander nahe stehen, Zeit miteinander verbringen. Sie erinnern sich vielleicht daran, daß Sie beim Antreten einer neuen Arbeitsstelle dachten, da sei niemand, mit dem Sie sich näher befreunden könnten. Nachdem Sie mit diesen Leuten täglich über Monate hinweg zusammen gearbeitet haben, sind Sie einem oder mehreren von ihnen vielleicht aber doch nähergekommen. (Das ist eine der Möglichkeiten, wie eine Affäre anfängt.) Der Luxus, Zeit für ein Gespräch oder gemeinsames Tun zu haben ist bei der Arbeit oft eher verfügbar als zu Hause.

Als zweites würde dem Marsmenschen auffallen, daß Menschen, die einander nahe sind, über eine bestimmte Art von Themen sprechen: Gefühle der Verletzbarkeit, Hoffnungen und Träume. Wir haben bemerkt, daß Männer bezeichnenderweise ihre Verletzbarkeit nicht zeigen (wie beispielsweise Angst, Schmerz oder Verlegenheit). Statt dessen sind sie darauf spezialisiert, nur ein Gefühl zu zeigen: Zorn. Ermutigt man Menschen, besonders Männer, darüber zu sprechen, was sie erschreckt und verletzt, hilft das den Paaren oft, zu einer intimeren Verbindung zu finden. Gespräche über Hoffnungen und Träume für die Zukunft oder auch über Hoffnungen und Träume der Vergangenheit können diese Verletzlichkeit zum Vorschein bringen. Wenn Sie jemanden an dem Gedanken teilhaben lassen, daß Sie immer ein Missionar werden wollten, und diese Person meint dann die Nase rümpfend: „Was, Du?! Machst Du Witze?", ist das ein guter Hinweis darauf, daß diese Person kein guter Kandidat für Intimität ist. Werden in einer intimen Beziehung verletzliche Gefühle, Hoffnungen und Träume mitgeteilt, ist die Sicherheit vorhanden, daß diese Gefühle gehegt und nicht lächerlich gemacht werden.

Unser Marsmensch kann noch eine dritte Beobachtung machen: In intimen Beziehungen gibt es eine ganze Menge zärtlicher Berührungen. Leute, die sich einander nahe fühlen, berühren sich gegenseitig. Handelt es sich um eine sexuelle Beziehung, dann gibt es auch sexuelle Berührungen.

Um Paaren zu Intimität zu verhelfen, betonen wir zwei Hauptaufgaben: Räumen Sie die Schranken zur Intimität beiseite (wie Schuldzuweisungen, Entwertungen und nicht hilfreiche / destruktive Muster), und helfen Sie dem Paar Handlungen zu vollziehen, die Nähe schaffen.

> Als Carol und Dennis zur Therapiesitzung kamen, konnte man fast den Wind in der Wüste ihrer Beziehung pfeifen hören. Sie stritten sich nicht viel; sie schienen nicht genug füreinander zu empfinden, um zu streiten. Ihr Problem sei das Gefühl mangelnder Nähe, erklärten sie. Als erstes trafen wir mit ihnen Vorkehrungen, daß sie Zeit füreinander hatten. Dann konzentrierten wir uns auf Verhaltensweisen, die Nähe schaffen.

Da sie zum letzten Mal vor sechs Monaten miteinander geschlafen hatten, baten wir sie als erstes, sich gegenseitig eine Fuß- und Handmassage zu geben, damit es wieder zu gegenseitigem Berühren kam. Das war für Dennis besonders hilfreich, denn er berichtete, er habe sich Carol in der Vergangenheit besonders nahe gefühlt, wenn er mit ihr körperlichen Kontakt hatte. Sie erinnerte sich daran, daß sie in ihrer frühen Beziehung mehr Augenkontakt zueinander hatten. Also veranlaßten wir sie, einander täglich 15 Minuten lang anzuschauen und miteinander zu sprechen.

Nachdem diese einleitenden Aufgaben ihnen geholfen hatten, sich dem anderen wieder ein wenig näher zu fühlen, brachten wir sie dazu, sich gegenseitig zu interviewen, so als sollten sie eine Biographie über den Partner schreiben. Wir haben festgestellt, daß Leute, die Nähe zueinander herstellen, dies zuerst über das Kennenlernen der Vergangenheit des anderen, seine Kindheit, erste Liebe usw. tun. Diese Übung verhalf ihnen ebenfalls zu einem weiteren Schritt in Richtung Nähe.

Bei diesem Fall benutzten wir sowohl die Konzepte unserer Anleitung für Marsmenschen wie auch eines der unverwechselbaren Elemente der Intimität dieses Paares. Augenkontakt, hatte Carol uns wissen lassen, war eine wichtige Handlungskomponente der Nähe für sie. Er half diesem Paar einen eigenen Weg zur Herstellung von Intimität zu finden.

Anleitung zur Intimität für Marsmenschen

- Verbindung; Zeit miteinander verbringen, ohne daß andere dabei sind.
- Mit seinem Partner über verletzliche Gefühle, Erinnerungen, Hoffnungen und Träume sprechen.
- Zärtliches Berühren.

Probleme im Bereich der Intimität sind oft Teil der sexuellen Schwierigkeiten von Paaren. Gibt man den Leuten konsequente Hilfe, um sich einander näher zu fühlen, so löst dies häufig die sexuellen Schwierigkeiten. Viele Paare sagen uns, wenn sie im allgemeinen besser miteinander zurechtkommen, ist ihre sexuelle Beziehung auch besser. Manchmal ist es jedoch nötig, sexuelle Themen getrennt anzusprechen.

Sexuelle Themen

Sexuelle Klagen, Bitten und Lob

Alles, was wir über eine gute Kommunikation gesagt haben, trifft auch auf die Herstellung einer guten sexuellen Beziehung zu: Bringen Sie die Partner dazu, einander mitzuteilen, wenn einer der Partner etwas tut, was der andere nicht mag (sexuelle Klage); bringen Sie sie dazu, um das zu bitten, was sie sich sexuell wünschen (sexuelle Bitte); und veranlassen Sie sie, den Partner wissen zu lassen, wenn er etwas Sexuelles getan hat, das er oder sie mag (sexuelles Lob). Natürlich müssen wir sie dazu bringen, dies in einer Weise zu tun, die den anderen nicht beschuldigt, entwertet oder die Möglichkeit zur Veränderung verringert.

Eine Hürde, die wir überspringen müssen, um eine klare Kommunikation über Sex zu erreichen, entsteht dadurch, daß wir in unserer Kultur Sex zu solch einer merkwürdigen Sache machen. Ein Teil des Problems ist die Schwierigkeit des Vokabulars. Wenn wir über sexuelle Themen sprechen, benutzen wir entweder die Gossensprache oder eine Sprache, die sich anhört wie aus einer medizinischen Lehrveranstaltung („Plaziere deinen Penis auf meinen Labien"). Für viele Paare ist es schwer, über das „da unten" zu sprechen.

Die Unterrichtsstunde im Fach Lust

Da viele Paare, die wir sehen, noch nie klar und deutlich darüber gesprochen haben, was sie sexuell wünschen (und was nicht), empfehlen wir eine Live-Übungsstunde – eine Sitzung, in der Lust gelehrt wird (Newhorn 1973). Das Paar muß mindestens eine halbe Stunde dafür reservieren. Die eine Person empfängt von der anderen verschiedene Berührungen und sexuelle Reizungen. Die Person, die empfängt, muß Feedback geben, wie z. B. „fester, sanfter, bewege deine Zunge (Finger usw.) langsamer (schneller, usw.)." Wir machen einen Scherz mit den Leuten und sagen, wenn sie zu gehemmt sind, um laut zu sagen, was sie wollen, dann können sie vielleicht unser spezielles Signalsystem benutzen. Wir nennen es die Hudson-

O'Hanlon-Squeeze-Technik (im Gegensatz zur Squeeze-Technik von Masters und Johnson). Derjenige, der gerade Lust empfängt, muß den rechten Arm des Lustspenders als Signal für „Ich mag das. Mach weiter!" drücken; wenn der linke Arm des Spenders gedrückt wird, heißt das, er oder sie möchte weniger von dieser Art der Stimulation.

Pat sagt den Paaren, die an diesen Themen arbeiten: „Entweder Sie beide fangen an, zu Hause darüber zu sprechen, oder Sie werden über ihre sexuellen Vorlieben während einer Sitzung mit mir sprechen müssen." Die meisten Leute sind gehemmt genug, so daß diese Warnung ihre Motivation steigert, über das zu reden, was sie möchten und was nicht.

Bill und seine ersten zwei oder drei Sexualpartnerinnen, alle schüchterne Menschen, sprachen niemals während oder nach dem Geschlechtsverkehr über Sex. Folgerichtig wußte er nie, ob er etwas richtig oder falsch machte oder ob diese Partnerinnen gar einen Orgasmus hatten. Er nahm an, daß sie Sex irgendwie gemocht haben mußten, denn sie wollten immer wieder mit ihm schlafen. Dann ging er eine Beziehung mit einer Frau ein, die beim ersten Mal, als sie miteinander schliefen, Sachen sagte wie: „Leg deine Hand hier hin!" und „Tut Dir das gut? Soll ich Dir mehr davon geben?" Bill befand sich in einem Schockzustand. Er dachte bei sich: „Meinst du, Leute können dabei reden?" Pat ist dieser Frau sehr dankbar, denn ihr Reden hat schließlich zu Pats sexueller Beziehung mit Bill beigetragen.

Gemischte sexuelle Speisekarte

Eine andere Strategie, die wir bei Paaren anwenden, ist, sie zu mehr Kreativität beim Sex zu bringen. Dazu gehört die Zusammenstellung einer gemischten Speisekarte sexuellen Verhaltens. Genauer gesagt zeichnen wir zwei Spalten, eine für die „Macher", also die Körperteile, die etwas tun, und eine für die „Empfänger" sexuellen Verhaltens. Macher sind alle Teile des Körpers, die Muskeln haben und eine Stimulation einleiten können. Empfänger sind Körperteile, die stimuliert werden können. Wir schlagen dann vor, daß das Paar Punkte der Spalte A mit Punkten der Spalte B verbindet. Es ähnelt ein wenig einer chinesischen Speisekarte für Paare, anhand derer sie beginnen können, über ihre Vorlieben und Abneigungen zu sprechen und ihr sexuelles Leben kreativer zu gestalten.

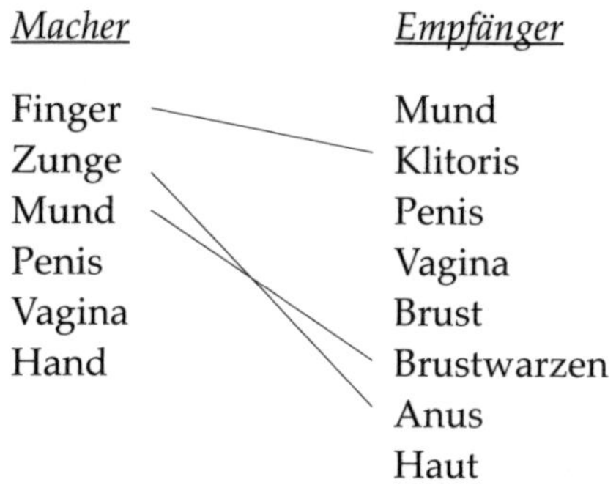

Speisekarte
des einen Paares

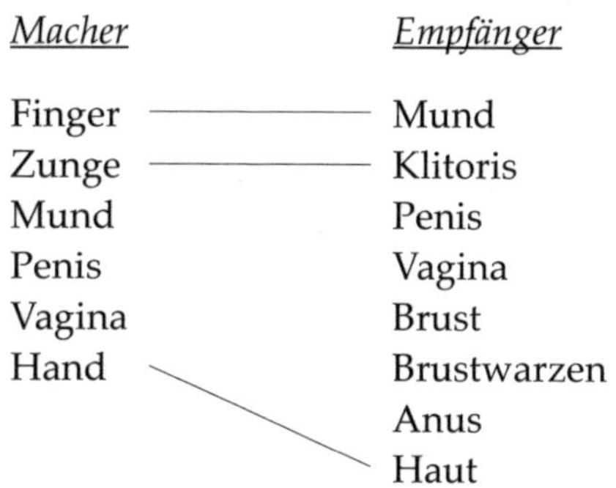

Speisekarte
eines anderen Paares

Funktionsstörungen

Vaginismus (ein unwillkürliches Zusammenziehen der Vaginalmuskeln, das eine Penetration schmerzhaft oder unmöglich macht), Erektionsschwierigkeiten, Orgasmusprobleme oder Phobien sind verbreitete sexuelle Störungen. Wir tendieren bei diesen Themen zu einer Kombination von Einzel- und Paartherapie. Eine unserer persönlich favorisierten Behandlungsmethoden ist die Hypnose. Wir wollen hier nicht näher auf diese Art der Therapie eingehen, da sie mehr auf Einzeltherapie basiert und an anderer Stelle dargestellt wurde (O'Hanlon a. Martin 1992).

Wenn Paare über sexuelle Störungen klagen, verfügen wir über einige allgemeine Strategien. Die erste ist eine ganz traditionelle Sexualtherapie: Fortschreitendes, nicht angefordertes Berühren, um dem Paar zu helfen, seine natürlichen Gefühle sexueller Erregung wiederzugewinnen. Die Aufgabenstellung beginnt mit einer Lustlehrstunde, bei der die Brust und die Genitalien nicht beteiligt sind, und geht dann weiter zu einer kompletten Lehrsitzung, die Brust und Genitalien einbezieht. Das wichtige Prinzip ist hier, den Druck, zum Orgasmus zu kommen oder eine bleibende Erektion zu haben, von der Erfahrung, berührt und erregt zu werden, zu trennen.

Die Techniken, die wir schon an anderer Stelle angewandt haben, können im großen und ganzen hier ebenfalls zum Einsatz kommen: Videogesprächsform, Veränderung der Muster (etwa keine Berührung der Genitalien oder der Brust außerhalb des Schlafzimmers, worauf manche Frauen eher kühl reagieren) und das Aushandeln von Vereinbarungen über die sexuelle Interaktion.

Cheryl und Todd waren seit einigen Jahren verheiratet. Cheryl bekam immer seltener einen Orgasmus. Sie meinte, es läge daran, daß Todd häufig in Situationen ihre Brüste ergreife oder seine Hand in ihren Slip stecke, wenn sie darauf nicht reagieren konnte oder wollte. Todd war bereit, ihr zuzusichern, er werde ihre Brust und Genitalien aussparen, wann immer er sie außerhalb des Schlafzimmers berühre, und er werde sie nicht einmal bei versteckten Anzüglichkeiten erwähnen. Nachdem Todd sein Versprechen ein paar Wochen lang eingehalten hatte, war Cheryl bereit, zu einer Lustlehrstunde mitzugehen.

Manchmal gehört es zur Veränderung einer sexuellen Beziehung, daß eine traumatische Zeit aus der Vergangenheit Heilung findet.

Sam und Betty waren seit 12 Jahren verheiratet. Sam war beim Militär, und Betty führte den Haushalt. Am Anfang der Beziehung, bevor ihre Kinder geboren waren, schliefen sie vier Mal am Tag miteinander. Zu der Zeit, als sie ihr erstes Kind bekamen, war Sam die meiste Zeit des Jahres fort und hatte fern von zu Hause Dienst. Als er wieder zurückkam, zeigte sich Betty dem Sex gegenüber entschieden ablehnend. Dieser Konflikt wurde schließlich zum Brennpunkt ihrer Beziehung. Sie waren früher schon einmal bei einer Beratung, während der es etwas besser wurde. Aber nun waren sie wieder im Konflikt. Betty kam zuerst zu Pat und bat um Hypnose, um zu sehen, ob es irgendwelche unterschwelligen Gründe für ihr Desinteresse gab, z.B. einen vergessenen sexuellen Mißbrauch in der Kindheit.

In der Hypnose kam ans Licht, was Betty daran hinderte, den eigenen Rhythmus sexuellen Interesses zu entdecken: Sie hatte sich zweimal von Sam benutzt und entpersönlicht gefühlt. Pat veranlaßte Betty, sich diese beiden Male bildlich vor Auge zu führen, so als schaue sie sich einen Film an. Betty konnte sich dann vorstellen, daß sie beide auf einen Filmstreifen gebannt sind. Als Pat, während Betty sich in Trance befand, anregte, dieser Film könnte in einem Feuer zerstört werden, schien Betty zu zögern. Sie sagte: „Ich glaube, ich will den Film erst noch einmal durchgehen." Pat führte Betty durch Bilder, wie sie erst den ganzen Film ansah und dann Ausschnitte herausnahm und ins Feuer warf.

In der folgenden Woche kamen Sam und Betty zu Pat. Sie empfahl ihnen eine Zeremonie, die beiden helfen könnte, dieses Vorkommnis zu heilen. Sam sollte einen Brief schreiben und Betty um Verzeihung bitten, und Betty sollte einen Brief darüber schreiben, wie sehr diese Ereignisse sie aufgebracht hatten. Sie sollten diese Briefe eine Woche lang bei sich tragen und sie dann in einer Zeremonie zusammen verbrennen oder beerdigen und nacher mit einem Abendessen feiern. Pat sprach auch über eine Veränderung der Muster. Sam solle Betty nicht sexuell außerhalb des Schlafzimmers berühren und mit ihr in einer Weise reden, welche die Wahrscheinlichkeit erhöht, daß Betty später an Sex interessiert ist.

Manchmal kann eine Störung so anhaltend sein, daß nicht einmal Hypnose und die Intervention ins Muster hilft.

Doris und Harlan kamen zu Pat in Therapie. Sie waren seit 35 Jahren verheiratet, und Harlan hatte während dieser ganzen Zeit frühzeitigen Samenerguß gehabt. Er war nie in der Lage gewesen, eine Erektion ohne Ejakulation länger als zwei Minuten aufrechtzuerhalten. Wir wandten bei ihnen Hypnose an und gaben ihnen die Aufgabe, Lustlehrstunden durchzuführen, aber das Problem blieb das gleiche. Wir ermutigten sie, für Doris alternative Methoden der Befriedigung zu nutzen. Harlan ejakulierte weiterhin schnell, aber sie waren in der Lage, eine befriedigendere sexuelle Beziehung zu kreieren.

Die Tyrannei des großen O und des Geschlechtsverkehrs

Während einer Teamsitzung erwähnte einer der Therapeuten, er arbeite mit einem Paar, bei dem der Ehemann seit einiger Zeit Blutdruckmedikamente einnehme und daher nicht in der Lage sei, eine Erektion zu bekommen. Bill sprach frei heraus und fragte: „Arbeiten denn seine Finger und seine Zunge auch nicht mehr?" Sex kann so viel mehr sein als der Penis-Vagina-Kontakt. Es ist wichtig,

Paaren dies beizubringen. Wir ermutigen sie oft, Masturbation, orale und manuelle Stimulation in ihre sexuelle Beziehung einzuschließen, egal ob es Probleme mit der Erektion gibt oder nicht.

Wir finden, Masturbation kann einer Beziehung etwas geben, nicht nehmen, solange der eine Partner nicht regelmäßig masturbiert und desinteressiert an sexueller Interaktion mit dem anderen Partner ist, wenn er sexuellen Kontakt wünscht. Die Vorstellung, daß zwei Leute immer gleichzeitig miteinander schlafen wollen, ist ein wenig lächerlich.

Eine andere Vorstellung, die unrealistische Erwartungen weckt, ist, daß beide Partner jedes Mal einen Orgasmus (das große O) haben müssen. Wenn natürlich jemand überhaupt nie einen Orgasmus hat, kann dies Grund zur Sorge sein. Aber gelegentlich kann einer der Partner auch keinen Orgasmus haben und dennoch das sexuelle Erleben genießen. Wir versuchen die Leute von dem Anspruch, einen Orgasmus haben zu müssen, zu befreien. Trotzdem ist es nicht unrealistisch, gleichzeitig einen Orgasmus zu erleben (beide Partner erreichen zur selben Zeit den Höhepunkt). Mit guter Kommunikation ist es möglich, manchmal gleichzeitig zum Orgasmus zu kommen. Noch einmal: Der entscheidende Punkt ist, den Anspruch aufzugeben und über das, was man mag oder nicht mag, zu kommunizieren.

Normalisieren

Unser Hauptziel ist die Normalisierung von Sex. Als Pat Kotherapeutin bei einem Paar war, das wegen eines sexuellen Problems in die Therapie kam, sagte der Therapeut zu der Klientin: „Warum sollte Ihre Vagina irgendwie anders als Ihr Ohr sein?" Der wahre Unterschied ist, daß man Sie nicht dafür einsperrt, wenn Sie sich mit entblößtem Ohr in der Öffentlichkeit bewegen. Der entscheidende Punkt ist, daß die meisten Leute ihre sexuellen Körperregionen als etwas Sonderbares behandeln, über das nicht gesprochen wird.

Bill nutze die Technik des Normalisierens erfolgreich bei einem Mann, der zunächst Hilfe dabei suchte, seinen Blutdruck zu senken. Er erwähnte während der ersten paar Minuten beiläufig, daß die Impotenz, die neulich bei dem Mann aufgetreten sei, vielleicht auch durch den hohen Blutdruck verursacht würde. Nach mehreren Sitzungen hatte sich sein Blutdruck gesenkt, und er war damit zufrieden, daß das auch so bleiben würde. Bill fragte, ob es noch irgend etwas gebe, das ihm Sorgen mache. Der Mann erzählte daraufhin von seinen Kummer wegen der Impotenz. Ein Thema, das ihm zuerst zu peinlich war, um es so in den Mittelpunkt zu rücken, das ihn aber in Wirklichkeit viel mehr bedrückte als der hohe Blutdruck. Bill erzählte ihm von der Möglichkeit, eine Hypnose durchzuführen und / oder an einer Therapie gemeinsam mit seiner Frau teilzunehmen.

Im Verlaufe dieser Diskussion erwähnte Bill, daß Impotenz bei Männern häufig vorkäme. Er sei selbst zeitweilig impotent gewesen und habe festgestellt, je mehr Sorgen er sich darüber machte, desto schlimmer sei es geworden. Schließlich sei er so schlau gewesen, sich einfach zu entspannen und sich darauf zu konzentrieren, seine Sexualität zu genießen und nicht darauf aus zu sein, unbedingt eine Erektion zu bekommen. Seitdem habe er mit diesem Problem zu keiner Zeit mehr zu tun gehabt.

Als der Mann zur nächsten Sitzung kam, sagte er, die Hypnose sei nicht mehr nötig, da er kein Problem mehr mit der Impotenz habe. Auf die Frage, was den Unterschied bewirkt hätte, sagte er, zu hören, daß Bill das gleiche Problem gehabt hätte, habe ihm das Gefühl gegeben, er sei nicht wirklich unwiderruflich impotent und nicht so absonderlich, wie er es von sich geglaubt hatte. Als Bill den Mann einige Monate später mit seiner Frau traf, errötete sie und dankte Bill für die Hilfe, die er ihrem Mann gegeben hatte. Bei Bill blieb der Eindruck zurück, daß die Dinge sich weiterhin positiv entwickelt hatten.

Wie man mit sexueller Langeweile umgeht

Oft klagen Paare darüber, daß sie nicht häufig genug miteinander schlafen. Es ist so leicht für lange verheiratete Paare, in ein Muster zu verfallen, den Geschlechtsverkehr immer in gleicher Weise und zur gleichen Zeit stattfinden zu lassen. Wir verschreiben oft die schon erwähnte Speisekarte mit gemischter Auswahl für den Ort (weg vom Sex im Schlafzimmer, hin zu Sex in anderen Zimmern des Hauses oder an anderen Orten außerhalb des Hauses); Veränderungen bei der Kleidung (viele Paare ziehen ihre Sachen aus, gehen ins Bett und schlafen miteinander – dies unterscheidet sich von dem Muster, das sie als verliebtes Paar hatten. Da gehörte es zur sexuellen Interaktion, den Partner auszuziehen, oder, wie wir manchmal vorschlagen, andere Wäsche, Kleidung usw. zu tragen), das gemeinsame Lesen oder Teilen erotischer Phantasien usw.

Grundlegend konzentrieren wir uns darauf, eine Beschreibung sich wiederholender Muster der sexuellen Interaktion der Partner in Videogesprächstechnik zu bekommen, und helfen ihnen dort Variationen einzuführen, wo vorher Regelmäßigkeit herrschte. Um es noch einmal zu sagen: Wir vermeiden es, das Paar kausale Theorien ausspinnen oder Etikettierungen vornehmen zu lassen, welche die Möglichkeiten zur Veränderung verringern.

Fragen der sexuellen Identität

Einmal kam ein sehr aufgeregter Mann zu Bill. Als Bill ihn nach seinem Problem fragte, antwortete der Mann ernst und verzweifelt: „Ich bin latent homosexuell." Bill, der diese Art populärer freudscher Selbstdiagnose nicht besonders schätzt, antwortete genauso ernst: „Latent sind Sie viele Sachen: ein latenter Hund, ein latenter Präsident der USA. Was bringt Sie auf den Gedanken, daß Sie sich in einen Homosexuellen verwandeln?" Der Mann berichtete, daß er letztens Phantasien von nackten Männern gehabt habe, als er mit seiner Frau schlief. Diese Phantasien hatten an Intensität zugenommen und beherrschten seine Aufmerksamkeit während des Geschlechtsverkehrs mit seiner Frau. Er fürchte, er sei auf dem Wege, homosexuell zu werden. Bill fragte den Mann, ob er gern homosexuelle Dinge tun würde. Er versicherte Bill eisern, er suche Hilfe, weil er diese Phantasien nicht ausagieren wolle, obwohl er tief im Inneren fürchtete, er wolle. Bill sagte, wenn der Mann sich dafür entscheiden würde, daß er etwas Homosexuelles tun wolle, dann würde ihm Bill helfen, damit zurechtzukommen. Er habe aber nichts gehört, was einen Hinweis darauf gebe, daß er homosexuell sei.

Der Mann war erstaunt. „Was ist mit diesen Phantasien?" fragte er. Bill erklärte, es sei ein Unterschied zwischen Phantasie und Handlung und zwischen Phantasie und Identität. Vielleicht waren diese Phantasien eine Botschaft über seine wirklichen Wünsche tief im Inneren, aber vielleicht waren sie auch einfach zufällige Phantasien. Bill sagte, er habe die Vermutung, daß sie zuerst seltener aufgetaucht seien und daß sie erst häufiger und intensiver geworden seien, je mehr er versucht habe, sie loszuwerden. Der

Mann bestätigte, daß dies den Tatsachen entsprach. Bill schlug ein Experiment vor. Jedes Mal, wenn er begänne mit seiner Frau Sex zu haben, und sogar tagsüber, zu wahllosen Zeiten, wenn er einen Moment Ruhe hätte, sollte er versuchen, sich die Phantasie von den nackten Männern herbeizuholen. Eine Woche sorgfältiger Ausführung dieser Übung überzeugte den Mann, je mehr er die Phantasien ermutigte, desto weniger übernahmen sie die Führung.

Diese Geschichte veranschaulicht zwei unserer grundlegenden Haltungen: Erfahrungen sind Erfahrungen, und sie bestimmen nicht die Identität. Phantasien sind Phantasien, und sie müssen nicht die Kontrolle über die Handlung übernehmen. Auch wenn das „Coming-out" (d.h., sich öffentlich zu ihrer Homosexualität zu bekennen) für manche stärkend war, so ist es für andere ein verwirrender, entmutigender Prozeß, eine feste Entscheidung über ihre sexuelle Identität zu treffen. Sich selbst zu etikettieren verschließt manchmal Möglichkeiten. Die Forschung und viele Jahre Praxis weisen darauf hin, daß viele „Heterosexuelle" homosexuelle Aktivitäten in ihrem Leben hatten, und viele „Homosexuelle" hatten in ihrem Leben heterosexuelle Erfahrungen. Tun ist Tun, und Sein ist Sein. Keins von beidem muß das andere bestimmen. Wir versuchen in jedem Fall, unseren Klienten bei der Lösung der Frage zu helfen, ob die Entscheidung (oder die öffentliche Erklärung), homosexuell zu sein, gut für sie ist oder nicht.

Dies soll nicht den manchmal schwierig zu durchfechtenden Kampf der Menschen verächtlich machen, die ein homosexuelles Leben wählen (oder sich darin befinden). Es gibt viele Vorurteile und unangenehme soziale Situationen, mit denen sie umgehen müssen. Für Therapeuten gibt es im Zusammenhang mit homosexuellen Paaren viele spezielle Fragen, deren Beantwortung sie nur aus der Erfahrung mit ihnen als Klienten lernen können (Carl 1990). Ohne vermessen erscheinen zu wollen, glauben wir, daß unser Modell allgemein genug ist, um es ohne große Probleme bei gleichgeschlechtlichen und heterosexuellen Paaren anwenden zu können.

Ein junger Mann, der damit kämpfte, aus seiner Ursprungsfamilie auszubrechen, kam zu uns, nachdem er ernsthaft Suizidideen geäußert hatte. Der Mann brauchte ein paar Sitzungen, um seine Sorgen zu offenbaren, aber schließlich gab er vorsichtig den Gedanken preis, er habe sich immer schon von Männern angezogen gefühlt. Als wir diesen Sachverhalt genauer abfragten, kam er schließlich zu der Entscheidung, er sei schwul. Sobald er zu diesem Schluß gekommen war, verschwanden seine suizidalen Gedanken und Gefühle. Er war in der Lage, mit einigen Mitgliedern seiner Herkunftsfamilie darüber zu sprechen, und beschloß, den anderen, die diese Neuigkeit nicht akzeptieren würden, nichts zu sagen, da es sie nichts anging.

Ein anderer Fall zeigt einige der speziellen Sorgen gleichgeschlechtlicher Paare.

Andy lebte in einer längerfristigen lesbischen Beziehung. Sie bat uns um Hilfe bei der Veränderung einiger Muster, in die sie und ihre Partnerin Ruth verfallen waren. Sie stritten sich ständig über Geld. Ruth, die nicht zur Sitzung kam, verfügte durch den Verkauf eines Geschäftes vor ein paar Jahren über eine Menge Geld. Wenn die beiden Pläne für ihr Haus oder andere wichtige Projekte besprachen, wurde Andy immer ganz ärgerlich, weil sie wußte, daß sie finanziell nicht mitziehen konnte und die Hälfte des Geldes für das Projekt nicht aufbringen konnte. Ruth fand diese Regel dumm, weil es ihr nichts ausmachte, mehr als 50 Prozent der gemeinsamen Ausgaben zu tragen. Ruth war frustriert, weil sie im Haushalt mehr Verbesserungen vornehmen wollte, aber mehrere Jahre warten mußte, bis Andy das Geld gespart hatte, um ihre Hälfte zu bezahlen. Bill fragte Andy, was sie so daran beunruhige, wenn Ruth klar zu verstehen gebe, daß es ihr nichts ausmache, mehr als 50 Prozent zu bezahlen. Andy hatte das Gefühl, Ruth würde sich im Falle einer Trennung betrogen fühlen, da ihre Beziehung gesetzlich nicht sanktioniert sei (z.B. durch eine Heiratsurkunde). Schließlich gebe es kein Gerichtsverfahren, um ihnen bei einer gerechten Abwicklung zu helfen. Andy hatte die Befürchtung, Ruth würde ihr später Vorwürfe machen. Während der Sitzung arbeiteten wir einen Plan aus, demzufolge Ruth jedesmal, wenn sie mehr als die Hälfte für ein Projekt ausgab, eine Vereinbarung unterzeichnete, daß sie Andy später nie Vorwürfe machen würde, da sie dieses Geld aus freiem Willen ausgab. Dieser Plan belustigte Andy. Ruth stimmte ihm zu, und bald waren die beiden in der Lage, finanzielle Dinge ohne die alten Konflikte zu besprechen.

Vorbild für Offenheit bei der Kommunikation über Sex

Bill gab einmal in Irland ein Seminar über seinen Ansatz, mit Sexualität umzugehen. Unter den Zuhörern befanden sich mehrere Nonnen, eine von ihnen eine lebhafte Siebzigjährige. Als er darauf zu sprechen kam, daß Paare ihre sexuellen Vorlieben offen und freimütig diskutierten sollten, wurde es vielen der Teilnehmer im Raum merkbar unbehaglich. Wie konnte Bill im Beisein der Nonnen so offen über Sexualtät sprechen? Da die Nonnen hinten im Raum saßen, konnte Bill sehen, was die anderen Teilnehmer nicht sehen konnten: Die Nonnen nickten und lächelten während der Diskussion. Am Ende der Stunde stand die ältere Nonne auf und ergriff das Wort: „Auf genau die gleiche Weise spreche ich mit Paaren über Sex. Wir müssen ihnen helfen, offen über diese Sachen zu sprechen. Hier in Irland gibt es keine offizielle Scheidung, aber einen Haufen Trennungen und viele elende Ehen. Wenn wir diesen Paaren helfen wollen, zusammenzubleiben und glücklich zu sein, müssen wir ihnen helfen, über Sex zu sprechen."

Wir möchten Sie ermutigen, so offen mit Ihren Klienten zu sein, wie diese Nonne es war. Seien Sie Vorbild dafür, daß ein Gespräch über Sex in Ordnung ist und daß es Vorbedingung für eine gute sexuelle Beziehung ist, um das zu bitten, was man möchte. Häufig erzählen uns Paare, daß sie in unserer Praxis oder zwischen den Sitzungen das erste Mal aufrichtig über ihre sexuellen Vorlieben und Abneigungen gesprochen haben. Unser Grundwert ist, daß alles, was Paare in Übereinstimmung miteinander tun wollen und was nicht zu körperlicher Verletzung führt, gut ist.

Wir wenden die Methoden unseres allgemeinen Modells auch bei sexuellen Beziehungen von Paaren an: Formulieren Sie Bitten und Beschwerden genau. Geben Sie präzise Erklärungen darüber ab, was für Sie funktioniert. Vermeiden Sie Vorwürfe, Entwertungen oder Etikettierungen, die die Möglichkeiten reduzieren.

11. Beziehungsklebstoff

Liebe und Bindung ans Licht bringen

Manchmal sind Partner so verbittert über einander, daß es schwer zu glauben ist, daß sie sich einmal geliebt haben. Sie betreten die Praxis des Therapeuten manchmal voller Zweifel, ob sie einander lieben oder nicht. Wir vermeiden es daher zu Beginn der Paartherapie gewöhnlich, Fragen über Liebe und Bindung zu stellen. Wir sind uns bewußt, daß sich die Dinge während einer Therapie verändern können und es auch tun. Eine der Geschichten, die sich dramatisch ändern, je nachdem, ob in der Beziehung alles gut läuft oder nicht, ist der Liebesteil der Liebesgeschichte.

Bevor wir uns auf die Liebe konzentrieren, erledigen wir üblicherweise all das, was wir in den vorhergehenden Abschnitten dieses Buches erörtert haben. Dazu gehört die Klärung von Schwierigkeiten, Mißverständnissen in der Kommunikation, destruktiven Interaktionen und offenen Rechnungen. Wenn beide Partner ihre Zweifel darüber äußern, ob sie einander noch lieben, geben wir ihnen meist einen Vergleich: „Als Sie sich damals ineinander verliebten, war es so, als falle auf Sie beide ein goldenes Licht – das goldene Licht der Liebe. Als die Zeit verging, warfen Mißverständnisse, Verletzungen und Konflikte ihre Schatten, bis das Licht so verdunkelt war, daß Sie unsicher wurden, ob da überhaupt noch Licht übriggeblieben ist. Unsere Aufgabe in der Therapie ist es, den Schatten zu entfernen und herauszufinden, ob das goldene Licht immer noch da ist. Vielleicht ist es weg, aber oft stellen wir fest, es ist noch da und nur einfach von Konflikten und Verletzungen verdeckt. Also lassen Sie uns so lange noch keine Entscheidungen über Liebe fällen, bis wir die Probleme geklärt haben.

In der ersten Zeit unseres Zusammenseins merkten wir, daß jeder von uns eine andere Vorstellung davon hatte, was ein „gutes Geschenk" ist. Pat wollte, daß es eine Überraschung ist, auch wenn es dann nicht genau das wäre, was sie sich ausgesucht hätte. Der wesentliche Faktor für sie war der der Überraschung. Überraschung war der Schlüssel zu ihrer Befriedigung. Bill wollte etwas, von dem er vorher angedeutet hatte, daß er es sich wünsche. Zuerst kaufte Pat Bill Überraschungen und sah dann enttäuscht zu, wie er versuchte, dankbar auszusehen, als würden sie ihm gefallen. Bill brachte Pat etwas, von dem sie gesagt hatte, daß sie es gern hätte, und merkte dann, daß sie enttäuscht war, weil es keine Überraschung war.

Das gleiche gilt für den Umgang mit der Liebe. Eine der Herausforderungen der Liebe ist die Erkenntnis, daß Ihr Partner vielleicht eine andere Landkarte der Liebe hat als Sie. Die erste Aufgabe ist es, von jedem Partner ein Äquivalent in Videogesprächsform dafür zu bekommen, was für ihn Liebe ist. Wie sieht für diese Person Liebe aus, was klingt für sie nach Liebe?

Hat man eine Landkarte für das „Liebesland" jeder Person erstellt, besteht die zweite Aufgabe darin, jeden dazu zu bringen, die Berechtigung der Landkarte des anderen anzuerkennen. Der Leser erinnert sich vielleicht an einen hier früher beschriebenen Fall, bei dem der Ehemann dachte, zur Liebe gehörten Picknicks, und die Frau der Meinung war, Liebe bedeute, die Barthaare aus dem Waschbecken zu entfernen. Die erste Herausforderung bei diesem Paar war es, daß die beiden realisierten, ihr oder sein Bild von Liebe war nicht das „richtige", sondern eines von vielen möglichen.

Die dritte Aufgabe besteht darin, jeden Partner zu veranlassen, mehr von dem zu tun, was für den anderen nach Liebe aussieht.

> Ein Paar, das nahe daran war, sich scheiden zu lassen, kam zu einem Termin in Bills Praxis. Der Mann war Alkoholiker und hatte vor kurzem mit dem Trinken aufgehört. Seine Frau hatte erwartet, daß sich viele ihrer Probleme auflösen, wenn er mit dem Trinken Schluß macht. Obwohl ihre finanzielle Situation besser geworden war, hatte sich ihre Beziehung verschlechtert. Als Bill fragte, was das Problem sei, sagte die Frau: „Er ist kalt, egoistisch und weiß

nicht, wie man Liebe schenkt." Sie gab ein paar Beispiele für ihre Behauptung. Er telefoniere ständig, treffe sich mit seinen Freunden, die auch Exalkoholiker sind, zu Verabredungen und zum Kaffee, sehe fern oder lese die Zeitung, statt die Zeit mit ihr oder ihrem Kind zu verbringen. Ihr Mann gab zu, daß er in den Jahren, in denen er getrunken hatte und auch jetzt, da er von den AA und von seiner Genesung in Anspruch genommen war, ein bißchen egoistisch gewesen sei. Er war jedoch nicht der Meinung, daß er sich nicht ändern könne oder kalt oder unfähig sei, Liebe zu geben. In dieser ersten Sitzung reichte die Zeit nicht, um viel tun zu können, aber Bill konnte die Frau veranlassen, nach Hause zurückzugehen und die Scheidung nicht voranzutreiben, bevor sie nicht wenigstens drei Sitzungen Paartherapie hinter sich hatten. Als sie das nächste Mal kamen, fragte Bill, wie es gegangen sei. Die Frau sagte: „Ich bin über das Gefühl des Ärgers über ihn hinaus. Er tut mir leid. Er ist so völlig von sich in Anspruch genommen und so unfähig, etwas zu geben, daß ich sicher bin, er wird als verbitterter, einsamer Mann enden." Als der Ehemann diese Offenbarung hörte, regte er sich sehr auf, denn er hatte in dieser Woche wirklich versucht, seiner Frau Liebe zu zeigen. Sie war erstaunt über seine Erklärung, er habe sich eingesetzt.

Bevor sie darüber in Streit geraten konnten, stoppte Bill sie und bat den Ehemann um ein oder zwei Beispiele dessen, was er getan habe, um seiner Frau in dieser Woche Liebe zu zeigen. Er sagte: „Also, nehmen wir einmal den einen Tag. Sie kam von der Arbeit nach Hause, und ich war schon da. Als ich sie mit einer vollen Tüte Lebensmittel im Arm den Weg herunterkommen sah, legte ich die Zeitung weg und ging ihr zur Tür entgegen. Ich trug die Lebensmittel in die Küche, räumte einiges davon ein und kochte auch das Gemüse fürs Abendessen."

Bill wandte sich der Frau zu und fragte, ob dies nicht tatsächlich ein Zeichen dafür sei, daß er sich eingesetzt habe und ihr Liebe zeige. Sie sagte, für solche Sachen könne sie auch eine Haushaltshilfe anstellen. Sie wolle einen Partner, der sich um sie sorge. Der Mann warf seine Hände in die Luft und sagte: „Sehen Sie, man kann es ihr nicht recht machen. Sie hat Recht, wir sollten uns vielleicht wirklich scheiden lassen. Ich werde nie in der Lage sein, das Richtige zu tun.

Bill wandte sich wieder der Frau zu und fragte: „Was hätte für Sie in dieser Situation nach Liebe und Sorge um Sie ausgesehen? Was hätte er tun können, um Ihnen zu zeigen, daß er Sie liebt?" Nach einiger Zeit der Diskussion stellten wir fest: Liebe würde bedeuten, der Mann sitzt in der Küche und fragt sie, wie ihr Tag verlaufen ist. Er hätte Interesse an ihrem Tag zu zeigen, indem er sie anschaut (nicht Zeitung liest oder fernsieht), mit dem Kopf nickt und nachfragt, wenn sie ihm etwas erzählt. Wir vereinbarten, daß der Ehemann dies 15 Minuten lang abends, gleich nachdem sie nach Hause gekommen ist, tun würde. Über die Wirkung, die das auf sie hatte, war er völlig überrascht. Sie hörte auf, über Scheidung zu reden und so ärgerlich über ihn zu sein.

Er hatte vorher nie eine Idee gehabt, was er tun könnte, um ihr seine Liebe zu zeigen. Der Versuch, das zu tun, was er für Liebe hielt, hatte nicht funktioniert. Als wir uns die Zeit nahmen herauszufinden, was für sie nach Liebe aussah, funktionierte das wie eine Zauberformel.

Über Landkarten der Liebe hinaus

Wenn wir die Idee des Auspackens von Wortinhalten im Kopf behalten, sehen wir, daß es ein naheliegender Weg, um wieder liebevoll zu sein und zu handeln, ist herauszufinden, was auf der Landkarte des Ehepartners steht, und diese Dinge füreinander zu tun. Ein Schritt darüber hinaus ist es, Liebe in der Art zu akzeptieren, wie sie gegeben wird.

Bills Vater Bob starb an Krebs, als Bill etwa 20 Jahre alt war. Als Bill erwachsen wurde, steckte Bob Bill des öfteren heimlich eine 5-Dollar-Note zu und sagte: „Hier sind 5 Dollar, sag's aber nicht deiner Mutter." Bills Mutter fand, daß sein Vater zu großzügig und locker mit Geld umging. Als Bill in seinem späteren Leben darüber nachdachte, wurde ihm klar, daß dies die Art seines Vaters war zu sagen: „Ich liebe dich!" Bill zog es, wie die meisten Leute, vor, seine Liebe mit einem „Ich liebe dich!" und einer Umarmung zu bekommen, aber er realisierte, daß sein Vater seine Liebe auf diese Weise ausdrückte. Jedesmal also, wenn sein Vater ihm ein wenig Geld zusteckte und sagte: „Sag's aber nicht deiner Mutter." übersetzte Bill dies in: „Ich liebe dich, Bill!"

Als Bob erstmals an Krebs erkrankte, telefonierte Bill mit ihm. Als das Gespräch dem Ende entgegenlief, sagte er: „Ich möchte einfach, daß du weißt, wie dankbar ich dir für all das bin, was du für mich als Vater getan hast. Ich liebe Dich, Papa." Bills Vater, eher schnell und abweisend: „Ja, ich liebe meine Kinder alle." Bill zuckte nur mit den Achseln und realisierte erneut das Unbehagen, das seinen Vater überfiel, wenn Liebe direkt ausgedrückt wurde. Im dritten und letzten Jahr, in dem Bob mit dem Krebs kämpfte, kam er nach Arizona, wo Bill aufs College ging. Nach kurzer Zeit wurde er jedoch so krank, daß er nach Nebraska zurückmußte. Bill und sein Vater waren am Flugplatz. Beide wußten, daß es wahrscheinlich das letzte Mal war, daß sie einander sahen. Bill wandte sich an seinen Vater und sagte: „Ich liebe dich, Vater!" Bob sagte: „Ja, ich liebe meine Kinder alle." Bill wiederholte ganz langsam und schaute dabei in Bobs Augen: „Nein, Vater, ich liebe dich." Bob begann zu weinen, sie umarmten einander, und Bob sagte: „Ich liebe dich."

Bills Vater hat schließlich doch noch Bills Landkarte der Liebe erfüllt. Selbst wenn Bob niemals gesagt hätte „Ich liebe dich", so hätte Bill doch gewußt, daß er ihn liebte. Bill verstand, daß „Hier sind fünf Dollar, sag's aber nicht deiner Mutter" auch Liebe war.

Die Geschichte hat nicht nur eine Moral. Die erste: Mach dir bewußt, daß die Person vielleicht Liebe in der ihr einzig möglichen Art schenkt, die sie kennt oder kann. Der Therapeut kann dem Partner helfen, diesen Ausdruck der Liebe zu erkennen. Die zweite: Manchmal können Leute lernen, Liebe auf verschiedene Arten auszudrücken, Arten, die der Landkarte ihres Partners eher entsprechen.

Manche Leute können spirituelle Quellen nutzen, um sich über ihre kleinen Sorgen und Landkarten der Liebe zu erheben.

Sue und Sean wurden von ihrem Geistlichen überwiesen, um Hilfe im Umgang mit Seans Gewalt in der Ehe zu bekommen. Wir arbeiteten eine Weile allein mit Sean. Wir stellten fest, daß sein spirituelles Leben für ihn sehr wichtig war, und entschieden uns daher, dies in der Behandlung zu nutzen. Jedesmal, wenn er das Gefühl hatte, die Kontrolle zu verlieren, entwickelte er die Fähigkeit, sich Jesus vorzustellen, der an seiner Seite steht, die Hand auf seine Schulter legt und seine Liebe durch ihn fließen läßt. Ein paar Jahre später durchgeführte Nachuntersuchungen zeigten, daß er an der Imagination festhalten konnte und in der Lage war, sie in Situationen zu nutzen, die vorher zu Gewalt geführt hatten. Er war sogar in der Lage, seine spirituellen Ressourcen bei anderen ehelichen Konflikten zu nutzen. Sie halfen ihm dabei, Ruhe zu bewahren und Sue gegenüber liebevoller zu sein.

Den Blick für das grosse Ganze verlieren

Manchmal, wenn sich Leute mitten in einem Konflikt befinden oder in unproduktiven Mustern verfangen sind, kommt es uns so vor, als hätten sie das große Ganze vergessen. Wir erinnern sie daran, daß dies eine liebevolle Beziehung ist und kein Boxkampf. Wenn in dieser Arena einer gewinnt, verlieren beide.

Bill erzählt eine Geschichte, die den doppelten Zweck erfüllt: daran zu erinnern, einen liebevollen Ton anzuschlagen, und anzuregen, das Augenmerk mehr auf die Liebe zu richten.

> Er hatte gerade die Arbeit nach einer besonders anregenden Sitzung mit einem Paar beendet. Anfangs, als die beiden zur Therapie kamen, waren sie wirklich gemein und garstig zueinander, aber in dieser Sitzung hatten sie einen Punkt erreicht, an dem sie weinten und einander sagten, wie sehr sie sich liebten. Sie trafen die Vereinbarung, in Zukunft liebevoller zueinander zu sein. Auf dem Weg nach Hause hielt Bill an einem Lebensmittelladen, um ein paar Sachen einzukaufen. Als er gerade um die Ecke eines Ganges bog, sah er ein Paar, das sich mitten in einem Streit befand. Der Ehemann wollte gerade eine Schachtel Kornflakes in den Einkaufswagen werfen, als die Frau ihn wütend anknurrte: „Ich hab dir gesagt, wir haben das schon!“ Als sie Bill sahen, schauten sie ein bißchen verlegen. Er dachte bei sich: „Ich wette, wenn ich mit ihnen arbeiten würde, würden sie sagen, daß sie einander lieben, und ich wette auch, daß ihre Liebe auf diesem Kanal nicht rüberkam.“

Es scheint so, als würden wir unseren gemeinsten und kritischsten Ton für die Menschen aufbewahren, die wir am meisten lieben. Wir versuchen die Paare daran zu erinnern, daß sie aus Liebe zueinandergefunden haben. Liebe kann den Menschen helfen, über die kleinen Streite des Lebens hinwegzukommen. Wir möchten die Leute daran erinnern, ihr Verhalten mit der Liebe in Einklang zu bringen.

„Beziehungsschwächlinge“ und „grosse Schüsseln“: Beziehungen dauerhaft machen

Da wir einen anhaltenden Unterschied herbeiführen wollen und das Zusammenbleiben auf lange Sicht heutzutage für viele Paare eine

Herausforderung ist, haben wir untersucht, was Beziehungen dauerhaft macht. Wir versuchen einige dieser Ideen und Prinzipien unseren Klienten mitzuteilen. Wir erzählen den Klienten Geschichten, die ihnen helfen sollen, ihre Beziehungen dauerhaft zu machen.

Pat arbeitete mit Michelle und Sam. Sie waren seit über 20 Jahren verheiratet und hatten zwei Söhne im Collegealter. Sam hatte eine kurze Affäre, aber Michelle hatte nichts davon gewußt, bis sie beendet war. Das war vor einigen Monaten. Es war sehr schwer, Sam dafür zu interessieren, über diese Affäre auch nur zu reden, da sie in seinem Kopf aus und erledigt war. Trotzdem wurde es im Laufe der Therapie klar, daß Sam sich der Ehe nur wenig verpflichtet fühlte. Pat erzählte eine Geschichte aus unserer Beziehung:

„Als Bill und ich eine Beziehung miteinander eingingen, hatten wir eine Meinungsverschiedenheit über das Zusammentreffen mit seiner Familie. Er hatte eine Verabredung mit seinen Verwandten getroffen, an der ich, wenn das Treffen nur 20 bis 30 Minuten später festgesetzt worden wäre, auch hätte teilnehmen können. Ich war damals verletzt, daß Bill das nicht in Betracht gezogen hatte, und entmutigt über die Anpassung, die nötig schien, um unsere Beziehung aufrechtzuerhalten. Als Bill vom Familientreffen nach Hause kam, sagte ich, ich glaubte, wir sollten unsere Beziehung abbrechen. Es sei einfach zu schwierig, es seien zu viele Leute betroffen – meine drei Kinder, seine große Familie (er ist eines von acht Kindern), es war einfach zu überwältigend. Nachdem wir die Frage, die meinen Ärger verursacht hatte, verhandelt hatten und Vereinbarungen für die Zukunft getroffen hatten, bei denen er sich bemühen wollte, mich mehr in seine sozialen Pläne einzubeziehen, fragte mich Bill, ob ich ein Beziehungsschwächling sei. Ich sagte, ich wisse nicht, was das sei, ein „Beziehungsschwächling". Er sagte: „Ein Beziehungsschwächling ist jemand, der mit keinerlei Spannung in der Beziehung umgehen kann. Ich möchte, daß du diesen Beziehungsmuskel trainierst und in der Lage bist, dich mit mir durch diese kleinen Sachen hindurchzuarbeiten, damit du stark wirst und es schaffst, die großen Sachen, die sicherlich kommen werden, zu bewältigen." Ein paar Jahre später hielt ich Bill die gleiche Rede und sagte ihm, ich wolle, daß er die Beziehung zu dem mache, was er sich darunter vorstellt."

Jahre später berichtete Sam, daß es ein sehr wichtiger Beitrag zu seinem Entschluß, in seiner Ehe zu bleiben, war, diese Geschichte zu hören. Er sagte, sie habe ihm geholfen, durch einen langweiligen Abschnitt seiner Ehe zu kommen und sie zu einer lebendigen und dauerhaften Beziehung zu machen.

Bill war einmal auf einer Party, bei der er ein älteres Ehepaar traf, wo jeder Partner die Gesellschaft des anderen wirklich genoß und eine lebendige Beziehung hatte. Sie waren seit über 50 Jahren miteinander verheiratet. Bill hatte die Gelegenheit, mit der Frau allein zu sprechen, und er erzählte ihr, daß er Therapeut sei und untersuche, wie Leute ihre Ehe dauerhaft machen. Er habe bemerkt, wie lebendig und positiv ihre Ehe zu sein schien, und er frage sich, was ihr Geheimnis sei. Sie antwortete: „Ich war mit fünf verschiedenen Männern verheiratet."

Bill war schockiert. Er sagte: „Wollen Sie damit sagen, Sie hätten vier andere Männer gehabt, bevor Sie diesen fanden?"

Sie antwortete: „Nein. Es scheint einfach so, als hätte ich. Als ich ihn heiratete, war er ein lebendiger, stattlicher, schmucker junger Mann mit idealistischen Träumen. Dann verwandelte er sich in einen Mann, der sich intensiv auf seine Arbeit und das Verdienen des Lebensunterhaltes konzentrierte. Es war, als sei das ein anderer Mann. Zuerst habe ich diesen Mann nicht geliebt, aber ich habe gelernt, ihn zu lieben. Immer, wenn es gerade so schien, als hätte ich mich an diesen neuen Mann gewöhnt, veränderte er sich wieder. Er machte das durch, was man heute eine Midlife-crisis nennt, nur wir wußten davon damals noch nicht. Seine Arbeit interessierte und befriedigte ihn nicht mehr, er war unzufrieden und desillusioniert darüber, der Ernährer zu sein, und so weiter. Und ich mußte erneut lernen, ihn in diesem Stadium zu lieben. Dann brachte er das hinter sich und kam in die Jahre. Nun hat er die Weisheit und Tiefe, die ich wirklich schätze, aber schauen Sie hinüber. (Sie deutete auf ihren Ehemann). Er sieht nicht wie der Mann aus, den ich geheiratet habe – dieser Mann hat schlaffe Haut und ein bißchen Bauch – aber ich habe gelernt, ihn auch mit diesem schlaffen Körper zu lieben."

Diese Geschichte hat uns inspiriert, und wir verwenden sie, um unsere Paare auch zu inspirieren. Zur Liebe gehört es, daß man wählen kann. Die Entscheidung, eine Person lieben zu lernen, wenn sie sich verändert, scheint ein Teil dessen zu sein, was eine lang andauernde Ehe lebendig und liebevoll macht.

> Wir arbeiteten mit Don und Kara. Sie sagten beide, sie seien nicht sicher, ob sie einander noch liebten. Wir erklärten ihnen, die Psychologie habe gezeigt, daß die Ausführung von Handlungen meistens die dazugehörigen Gefühle nach sich ziehe. So würden

wir beim Selbstbehauptungstraining feststellen, daß man anfängt, sich selbstbewußt zu fühlen, wenn man sich selbstbewußt verhält. Beginnt man damit, sich liebevoll zu verhalten, folgt vielleicht auch das Gefühl der Liebe. Wir empfahlen ihnen, sich zu fragen: „Wenn das die Liebe meines Lebens wäre, wie würde ich sie oder ihn behandeln? Wie würde ich mit ihr oder ihm sprechen, wenn wir von der Arbeit nach Hause kommen? Wie würde ich sie berühren? Was kann ich tun, um meine Liebe und Fürsorge zu zeigen?" Dies war für Don und Kara ein Wendepunkt. Gerade der Schubs in die richtige Richtung, den sie gebraucht hatten.

Wie groß ist Ihre Schüssel?

Eine der Fähigkeiten, die eine Beziehung dauerhaft machen, ist es, schwierige und entmutigende Zeiten durchzustehen. Wir benutzen die Analogie zu einer Schüssel. Die Größe Ihrer Schüssel bestimmt, wie lange Sie an der Beziehung festhalten. Je größer die Schüssel, je mehr kann sie fassen, um so länger halten Sie an der Beziehung fest.

Wenn Sie anfangs jemanden kennenlernen, einen Freund oder Partner, ist Ihre Schüssel vielleicht ganz schön klein. Fast alles, was die Person tut und was Sie nicht leiden können oder was Sie ärgert, kann aus der Schüssel fallen. Wenn sie zum Beispiel eine Verabredung zum Frühstück mit Ihnen vergißt, kann es sein, daß Sie sich dafür entscheiden, die ganze Beziehung zu vergessen, weil Sie es hassen, versetzt zu werden, oder sich zu sehr gedemütigt fühlen, wenn Sie so lange allein in einem Restaurant warten müssen. Wenn das so ist, fällt das Vergessen einer Verabredung zum Frühstück aus ihrer Beziehungsschüssel. Wenn Sie sich entschließen, die Beziehung weiterzuführen, dann ist Ihre Schüssel gerade eben ein bißchen größer geworden. Es folgt Ihr erster Streit. Sie kommen vielleicht zu dem Schluß, die Beziehung sei zu schwierig oder Sie passen einfach nicht zueinander. Wenn es so ist, ist ihre Schüssel zu klein. Entschließen Sie sich zum Bleiben und dazu, die Probleme zu bearbeiten, wird die Schüssel größer. Ist sie groß genug, um mit allem fertig zu werden, dann wird die Beziehung dauerhaft.

Wir haben Paare gesehen, die Probleme durchgestanden haben, die bei anderen Paaren zur Trennung führten: Affären, lange Trennungen, körperliche Gewalt, lange Krankheit eines Partners, Tod eines ihrer Kinder. Diese Leute haben große Schüsseln, die fassen können, was immer auch im Kontext ihrer Beziehung passiert.

Wenn wir jetzt über die Schüssel sprechen, wollen wir damit nicht andeuten, Paare sollten einfach zusammenbleiben und sich elend miteinander fühlen. Das ist kein gutes Modell für befriedigende, liebevolle Beziehungen. Wir haben auch die Sofortscheidungen gesehen und serienweise geschlossene Ehen, die auf geringe Frustrationstoleranz hinweisen und auf wenig Bindung. Wir suchen hier nach einer Art Mittelweg. Wir ermutigen Paare, sich zu trennen, wenn es den Partnern elend miteinander geht, aber aktiv daran zu arbeiten, ihre Beziehung befriedigend zu gestalten, wenn sie Zeiten durchstehen, in denen sie sich entmutigt fühlen.

Die vier Beziehungsprinzipien von Pat Hudson

Als Pat ihre Scheidung hinter sich hatte, verbrachte sie viele Stunden, oft mitten in der Nacht, mit Überlegungen, warum manche Beziehungen halten und andere nicht. Sie kam zu dem Schluß, daß es vier Faktoren sind, die eine gute, dauerhafte Beziehung ausmachen: bestimmte Fähigkeiten, Ethik, Verbindlichkeit und ein Sinn für Humor.

Der erste Teil dieses Buches handelte von den Fähigkeiten: Wie man Paare veranlaßt, klar darüber zu kommunizieren, welche Handlungen des anderen sie in der Beziehung mögen und welche nicht. Wie man sie darüber hinaus veranlaßt, ohne Schuldzuschreibungen und Entwertungen zu interagieren, und ihre Möglichkeiten nicht zu verringern. Wir arbeiten aktiv daran, das Erleben jeder Person zu bestätigen und anzuerkennen und sie oder ihn davon abzuhalten, die grundlegende Natur des anderen verändern zu wollen.

Im 8. Kapitel sprachen wir über Ethik und darüber, wie man mit Entgleisungen und destruktiven Handlungen, wie sie in Seifenopern vorkommen, umgeht.

In diesem Kapitel haben wir unsere Gedanken über die Verbindlichkeit und das Überstehen schwieriger Zeiten in Beziehungen genauer ausgeführt.

Wir hoffen, wir haben das ganze Buch hindurch, vor allem aber im 7. Kapitel, in dem es speziell um dieses Thema ging, ein Muster für den Gebrauch von Humor gegeben.

Auf eine Art sind dies die Prinzipien, die auch eine gute Therapie ausmachen: Entwickeln Sie ihre therapeutischen Fähigkeiten, behandeln Sie Menschen nach moralischen Grundsätzen (respektieren Sie Grenzen und Vertrauen), bleiben Sie Klienten und Zielen verpflichtet und bewahren Sie Ihren Sinn für Humor. Wir hoffen, dieses Buch hat zu all diesen Bereichen Ihrer Arbeit mit Paaren einen Beitrag leisten können.

Literatur

Bateson, M. C. (1989): Composing a Life. New York (Plume).

Carl, D. (1990): Counseling Same-Sex Couples. New York (Norton).

Gleick, J. (1990): Chaos – Die Ordnung des Universums. Vorstoß in Grenzbereiche der modernen Physik. München (Droemer Knaur).

Hudson, R. L. (1963): Marital Counseling: Englewood Cliffs, NJ (Prentice-Hall).

Imber-Black, E., J. Roberts u. R. Whiting (1995): Rituale in Familien und Familientherapie. 2. Aufl. Heidelberg (Carl-Auer-Systeme).

Jacobs, J. a. G. Wolin (1989): Ritual Strengthening. *Family Therapy Networker* 13 (4): 41 Juli / August.

Newhorn, P. (1973): Primal Sensuality: New Discoveries in the Enjoyment of Sex. Greenwich, CT (Fawcett Crest).

O'Hanlon, W. H. a. J. Wilk (1987): Shifting Contexts: the Generation of Effective Psychotherapy. New York (Guilford).

O'Hanlon, W. H. (1990): Eckpfeiler. Grundlegende Prinzipien der Psychotherapie und Hypnose Milton H. Ericksons. Hamburg (Isko Press).

O'Hanlon, W. H. a. M. Weiner-Davis (1989): In Search of Solutions: A New Direction in Psychotherapy. New York (Norton).

O'Hanlon, W. H. a. M. S. Martin (in press): A Brief Guide to Solution-Oriented Hypnosis. New York (Norton)

Van der Hart, O. (1983): Rituals in Psychotherapy: Transition and Continuity. New York (Irvington).

Weiner-Davis, M. (1987): On Being an Unabashed Marriage Saver. *Family Therapy Networker* 11 (1): 53–56, Januar / Februar.

Winograd, T. a. F. Flores (1987): Understanding Computers and Cognition. Reading, MA (Addison-Wesley).

Über die Autoren

Pat Hudson, Dr., Psychologin, Beraterin, Ehe- und Familientherapeutin, ist Supervisorin und Dozentin der American Association for Marriage and Family Therapy. Direktorin des Hudson Center for Brief Therapy, das sie 1975 zusammen mit ihrem Vater, Lofton Hudson, in Omaha, Nebraska gründete.

Bill O'Hanlon, Paar- und Familientherapeut, lernte während des Studiums den Psychiater Milton H. Erickson kennen. Durch diesen angeregt, entwickelte er eigene Ideen zu einer lösungsorientierten Psychotherapie, die in der Folgezeit in eine eigenständige „Möglichkeitstherapie" mündete. O'Hanlon ist Autor von mehr als 20 Büchern, Referent und Workshopleiter und lebt in Santa Fe, New Mexico.